Using Research In Practice
It Sounds Good, But Will It Work?

入門
臨床事例で学ぶ看護の研究

目的・方法・応用から評価まで

著 ジャキィ・ヒューウィット＝テイラー
Jaqui Hewitt-Taylor

訳 遠藤公久
　　小川里美
　　佐藤珠美
　　清水まき
　　鈴木清史
　　徳永　哲
　　新沼　剛
　　橋本真貴子
　　堀井聡子
　　本田多美枝
　　増田公香

福村出版

USING RESEARCH IN PRACTICE:
It Sounds Good, But Will It Work?
by Jaqui Hewitt-Taylor
Copyright © Jaqui Hewitt-Taylor 2011

First published in English by Palgrave Macmillan,
a division of Macmillan Publishers Limited
under the title USING RESEARCH IN PRACTICE
by Jaqui Hewitt-Taylor

This edition has been translated and published
under licence from Palgrave Macmillan through
The English Agency (Japan) Ltd.
The Authors has asserted his right to be identified
as the author of this Work.

本書の題名を決めるのを手伝ってくれた５歳のジョンへ

「ママ、何をしているの？」
「いま書いている本の題名を決めたいの」
「何について書いているの？」
「そうね、病気を治す一番いい方法を選ぶことについてかな」
「列車は出てくるの？」
「えっ、出てこないわね」
「じゃ僕なら、つまらないって題にする！」

目 次

Part 1　研究とは何か　なぜ研究を用いるのか

1　なぜ研究を用いるのか　*13*
　研究を用いる有益性　*13*
　研究の利用に内在する課題　*15*
　　まとめ　*19*

2　研究とは何か　*21*
　研究の定義　*21*
　研究のための用語　*24*
　研究、検証そして臨床での評価　*24*
　研究のパラダイム　*26*
　方法論と方法　*30*
　　まとめ　*31*

Part 2　研究は役に立つのか

3　情報を見つける　*35*
　どこで情報を探すか　*35*
　どのような情報が必要かを決める　*38*
　キーワードを一致させる　*39*
　ブーリアン型「そして」「あるいは」「ではなく」　*41*
　切断型選択と任意文字（ワイルドカード）　*44*
　しかるべき領域での検索　*45*
　検索結果を記録する　*45*
　　まとめ　*46*

4 研究を評価する *49*

研究が評価されるべき理由 *50*
研究の内容を見分ける *52*
先行文献研究 *53*
方法論 *53*
方法 *54*
標本抽出 *56*
倫理的考慮 *60*
分析 *63*
信頼性と妥当性 *63*
結果と明らかになったこと *64*
結論と提言 *65*
研究は応用可能か *66*
既存のパラダイムを使っての研究評価 *66*
　まとめ *67*

5 量的研究を評価する *76*

量的研究の原則 *76*
量的研究が有用な実践状況 *77*
研究課題と仮説 *77*
研究デザインと方法論 *78*
標本抽出 *83*
データ収集法 *84*
信頼性と妥当性 *84*
データ分析 *86*
結果 *96*
結論と提言 *97*
実践への適用 *97*
　まとめ *98*

6 質的研究を評価する　*105*
　質的研究の原則　*105*
　質的研究が有用な状況　*106*
　研究課題　*106*
　先行文献研究　*107*
　方法論　*107*
　方法　*109*
　標本抽出　*112*
　データ分析　*114*
　データの真実性　*116*
　研究から明らかになったこと　*119*
　結論　*120*
　質的研究の臨床応用　*120*
　　まとめ　*121*

7 ミックスト・メソッドによる研究を評価する　*128*
　ミックスト・メソッドによる研究の原則　*128*
　ミックスト・メソッドによる研究が有用なのはいつか　*131*
　何について研究するか　*132*
　先行文献研究　*132*
　方法論　*133*
　データ収集法　*134*
　標本　*136*
　倫理的課題　*136*
　データ分析　*137*
　研究から明らかになったこと　*139*
　結論と提言　*140*
　ミックスト・メソッドによる研究の質　*140*
　ミックスト・メソッドによる研究から実践へ　*141*
　　まとめ　*142*

8 エビデンス（証拠）の要約を活用する　*148*
   エビデンスの要約の活用　*148*
   システマティックレビュー　*149*
   メタ分析　*155*
   メタ統合　*162*
   ミックスト・メソッド統合　*165*
   臨床指針　*166*
   エビデンスの階層　*168*
     まとめ　*170*

Part 3　研究を実践に用いる

9 意思を決定する　*175*
   意思決定に必要なこと　*175*
   患者の経験と嗜好　*180*
   「正しい」決定をする　*184*
   自分の決断を説明し正当化する　*186*
     まとめ　*187*

10 実践を変更する　*188*
   変更事項の決定　*189*
   目的と目標　*190*
   実践計画　*193*
   資源　*194*
   変更の障害　*195*
   予定表　*196*
   新しい実践の評価　*197*
   持続的な変更に向けた計画　*198*
   実践の弁護　*198*
   行動計画書　*199*

まとめ　*200*

11　チームでの実践を変更する　*201*
　変更するべきものは何かを決定する　*202*
　変更管理を実現に向ける諸法　*202*
　フォースフィールド分析　*204*
　変更の障壁　*205*
　重要な役割を果たす人びと　*210*
　変更への準備　*213*
　実践の変更　*216*
　管理者に実践の変更の許可を得る　*217*
　多職種間の実践を変更する　*219*
　　まとめ　*221*

12　新たな実践を評価する　*222*
　何を評価すべきか　*222*
　いつ評価を行うのか　*224*
　評価のためのアプローチ　*225*
　評価方法　*226*
　誰あるいは何から情報を収集するのか　*229*
　誰がデータを集めるのか　*230*
　バイアス　*231*
　いつデータ収集をするのか　*232*
　データ分析　*233*
　倫理と評価　*234*
　明らかになったことの共有　*236*
　変更を継続するためのプロジェクト　*236*
　　まとめ　*237*

結論 *239*

付録1　研究で明らかになったことを利用するかどうかを決める　*243*
付録2　適切な統計の分析が用いられているか？　*247*
付録3　行動計画のひな型の例　*248*
付録4　さらなる資料　*249*

　参考文献　*251*

　訳者あとがき　*264*

　索引　*269*

Part 1
研究とは何か
なぜ研究を用いるのか

1 なぜ研究を用いるのか

　毎年のことなのだが、私は有料テレビへの加入勧誘を受ける。でも、手渡されるパンフレットには、有料テレビが提供しているリストや、加入しないとどうなるのかの説明はあっても、私が抱く疑問に対しての答えは載っていない。それは、私はテレビを所有していないのに、なぜ視聴料を払わねばならないのか、また、テレビを所有すると何がいいのかという疑問である（実際のところ、テレビを手に入れることなんて私は考えていない。というのも、彼らは私の加入意思を確かめようとたまに連絡をくれているし、勧誘担当者たちとのやりとりは楽しいからである。だからテレビを手に入れて、加入してしまうと、この楽しみがなくなる）。

　有料テレビに加入していないという話の教訓は、以下の通りである。もし、私が何かするように求められたら、その理由を知りたくなる。だから、研究を始める前に、それを利用することがなぜ良いのかを考えることから始めるのは意味がある。

研究を用いる有益性

　研究を実際に用いる理由は、通常、患者にとって利益があるということと結びついている（Department of Health 2008; Gifford et al. 2007）。もっともな理由のように思えるが、研究を用いる保健医療従事者が、どのようにすれば患者の利益になるのかという疑問は残る。論理的には、きちんとしたエビデンス（証拠）に基づいた看護は保健医療改善につながるはずだ。第

2章で取り上げるように、研究から得られた情報は、ちゃんとしたエビデンスの源と見なされているし、それを利用することは保健医療の改善になるはずである。しかし、研究が有益であるためには、その質が十分に確保され利用できる長所がなければならないし、しかるべき用いられ方でなければならない。結論と提言があまりにも間違っている研究を利用することは決して有益ではない。同じように、研究が間違った文脈で用いられたとすると、必ずしも役立つわけではない。4～7歳の児童の疼痛検査の研究は、2歳児の検査には必ずしも有用ではないだろう。研究は患者への保健医療改善につながるというのは正しいが、しかるべき対象に、それなりの質をともなった研究で、適材適所でなされた場合に限るのである。

　研究が患者にもたらす利益は、人びとが最善の治療や保健医療に手が届くことで測ることができる。しかし、研究を用いることは、それが適切であるなら、保健医療を受けている本人よりも、他の多くの人びとの利益にもなるはずである。慢性肺疾患の患者に最適な投薬をすれば、患者の生活の質（Quality of Life: QOL）を改善するばかりか、患者の家族も生活を楽しむことができることを意味している。加えて、入院する必要性も減じるし、そのことで他の患者が入院待ちをする時間が短くなる。彼らの服用する薬や、家庭医に診てもらう回数も少なくなる。結果として、他の患者のためにもなる。しかし、もし研究の結果、高価な治療が最善の選択肢である場合、費用が理由でそれを使えない人を苦しめることになるし、一部の人びとの利益にはなっても、他の人びとには利用できるものや機会が減ることになる、という反論はあるだろう。保健医療提供についての公正をめぐる議論は、研究を用いるべきかどうかという議論以上に複雑である。しかし研究を用いることは、時には個人と、そしてひいては社会全体に利益をもたらすはずである。それゆえ、意思決定をする際には、研究の成果を多少とも考慮することは一理あるといえるのである。

　研究を用いることは、働く喜びの改善にもつながる可能性がある。つまり、保健医療に最善だとされる方法を用いていることを知っているだけで、仕事をする上での満足度を上げていくことができる。研究は、最も効果的な働き方を示すことになるだろう。たとえ、これによって、今までとは異

なる方法で対処するようになるのに時間がかかったとしても、長期的にはもっと効果的になるだろうし、仕事をしていくことを容易にしてくれるだろう。

　研究を用いる、あるいは用いているように見えることの利益の1つは、個々の患者あるいは個人の職業的満足とは関係がない。しかし、もっと積極的な側面からとらえてみると、職業全体に結びついているだろう。もし、ある保健医療従事者の集団が、自分たちの任務が有意義な研究の要素をもとになされていると主唱できたら、専門家としての彼らの主張はさらに高まることになるだろう（Webber 2009）。こうした主張が有益であるものかどうか、そして日常の実践で研究を利用するためのしっかりとした動機になるかどうかは、議論の余地がある。専門職者としての地位が、必ずしも最優先の関心ではない場合、多忙な勤務状況のなかで研究を探し求めるのはもっともな理由とはいえないだろう。しかし、ある専門職集団のなかでは強力な動機づけになったり、研究を実践に使う組織運営の1つになったりもするだろう。

　研究を用いる主たる利点は個人への利益であり、それにともなって社会全体の利益になることである。つまり、担当者の仕事への満足感の増幅であり、研究を用いて、自分の実践がより優れたエビデンスに基づいていると口にできる専門職であるということだ。もしそうだとすると、研究が、実践では十分利用されていないといわれているのは奇妙なのである（Bjorstrom and Hamrin 2001; Bonner and Sando 2008; Brenner 2005; Chau et al. 2008; Gerrish and Clayton 2004; Hutchinson and Johnston 2004; Karlsson and Tornquist 2007; Kupperlomaki and Tuomi 2005; Morris-Docker et al. 2004; Scott et al. 2008; Sitzia 2002; Thompson et al. 2006）。とはいえ、研究が「望ましい」リストに載っていても、研究の利用を阻む事柄はたくさんある。また保健医療従事者にとって、これが最優先事項にならない理由もある。

研究の利用に内在する課題

研究を用いる利点にもかかわらず、実際的な事象での研究を見つける

のに追われ、その質を確認し、それに基づいて臨床で必要な変革をしようとすると、「なすべき事柄」リストをはしょることになる。これは時間の制約や優先すべき事項があるからだ（Bonner and Sando 2008; Brenner 2005; Chau et al. 2008; Gerrish and Clayton 2004; Hutchinson and Johnston 2004; Karlsson and Tornquist 2007; Thompson et al. 2006）。というのも情報を見出すことは難しいし、研究の用語は複雑でわかりにくいからである（Clifford et al. 2001; Burton 2004; Hutchinson and Johnston 2004; Hart et al. 2008）。本書が提示することの主要な1つは、文献研究を臨床で利用するかどうかを決めようとしている人びとの手間を減らすことである。

　情報を見出すことは、研究を利用する最初の課題となることがある。自分が設定した課題の情報が存在することがわかっているのに、検索をしても成果を得られないという経験をしたことがあるかもしれない。あるいは、きちんと調べたつもりが、自分が求めているのとは異なる膨大な資料に出くわしたり、あるいは手をつけ始められないと思うほどの情報の提供を受けたりしたことがあるかもしれない。第3章では、わかりやすい情報検索を提示する。そして、たとえば「小児と疼痛」について検索すると4760もの論文が挙げられてくるが、その大部分は自分の研究にはほとんど関わっていないのに、一方で小児の疼痛に関わる27の論文がリストから漏れているということを考えてみよう。

　いったん情報を集めると、読んだ文献に基づいて行動するかどうかを判断するのは難しいはずである。時に、人びとを研究の利用から遠ざけるのは、昼食後の暖かい教室で眠気とたたかいながら受けている授業のように、文献のなかにはわかりにくい長い綴りの用語があふれかえるのではという思いである。しかし、ほとんどの保健医療専門職者は研究をきちんと理解し、それを使うことができるはずである。専門用語にも見慣れないものと熟知しているものがある。研究の専門用語は複雑に絡み合っているように思われるが、その背景にある考えは、そうではない。本書が意図する1つは、研究報告で用いられている用語を簡易化することである。論文を読みこなしている人びとや、それが任務である人びとにとって、研究の複雑さは楽しみになる。本書が対象とするのは、それとは異なる人びとや、時間

的制約があり研究には傾注していないが、できるだけ最善の保健医療を提供したいと望みながらも、翌日の早朝出勤の前には、研究調査法の下位項目を理解するのに夜遅くまで起きていられない人びとである。また、本書が対象としているのは、研究報告を読み、それらが推奨している事柄を臨床に用いるかどうかを決めたいが、研究立案と実施を率先しにくい人びとである。たとえとして旅行を取り上げてみよう。私がどこかに行こうとしている時、私は行き先がどんな場所なのか、話されている言葉が何なのか、雪が降るのか、気温が高い山なのか、平地なのか、砂浜があるのか、ダイビングができるのか、あるいは、旅行に影響を与える内戦のような事柄があるのかどうかを知りたい。たしかに、決心するにはあまりにも多くのことを知る必要がある。行くかどうか、どのくらい飛行機に乗っているのか、ハイキングシューズを持参するかどうか、スキーの服装は、潜水用のマスクやシュノーケル、水着はどうするのか。また私の英語、スペイン語、フランス語力はどうだろうか。確実なのは、目的地の地殻構造を知りたいとは思わないし、なぜそのような気候になったとか、使われている言語の歴史とかを知る必要もない。私の夫は次のことを常々わかっている。つまり

(1) 現地の言葉を使わないのは失礼だろう。
(2) 詳細にはそれほど関心を持たない。なぜなら、決心するのに必要ではないから。
(3) たまたまそこに行こうと決めなければならなくなったら、必要に応じて詳細を手に入れるようにする。

　同様のことが研究にも当てはまるだろう。つまり、その研究がどのように、そしてなぜ生まれてきたのかの詳細を知らなくても、成果の一部を使うかどうかを決めることができる。それらを使って、何ができるかという意味で、成果が意味することをすればよいのである。「必要なら知ればよい原則」で物事の詳細を見出せる事柄はたくさんある。第4章から第7章は、研究において何を見出すか、そしてそれらが有用か否かをどのように決定するかについての基本的で簡略化した概観を示す。もちろん、これは

私の旅行の決め方のような話で、私の夫の方針ではない。

　たぶん、もっと難しいのは以下の点である。もし、ある研究の質が高いようなら、それを入手して利用するのがよいのかどうかということであろう（Clifford et al. 2001; Sitzia 2002; Carrion, Woods and Norman 2004; Hutchinson and Johnston 2004; Hart et al. 2008）。ある研究が論文として優れていると判断するのと、それを職場で利用することは別物である。実際に立派な研究の成果は、しかるべき状況では役に立つ。したがって、研究を効果的に利用する試みは、研究が「立派」かそうではないかを決めることではない。むしろ、自分の状況が、それを用いるべき時機と場にあるかを考えることである。あなたが長期の呼吸器系疾患専門の病棟で勤務しているとすれば、長期療養の入院患者に関する研究を読むことだろう。しかし、長期入院でも神経症疾患の患者の状態のことだとすると、仕事に使えるかどうかは、何の研究についてであるかによって左右されることになる。それが多発性硬化症の治療薬の臨床試用だとすると、あなたの病棟での臨床にはほとんど関係しない。しかし、長期疾患がある人びとが入院してきて、自分では行動できないという問題があるとしたら、その患者の医療条件がまったく関連していなくても、その薬の治験は大いに関連してくるかもしれない。

　研究が関連すると決めたなら、他の事柄も合わせて意思決定しなければならない。最も質の高い研究をしかるべき文脈で用いたとしても、他の事柄を考慮しないでいるのは、良い考えになることはほとんどない。第8章と第9章では、研究の重要性は意思決定の一部であって、全部ではないことを示す。もし、読んで知り得たことが、自分の領域に応用可能で、それを使いたいとしても、最大の難関が待ち受けている。それは決めたことを何でも実行し、他の人にもそれを勧めることは、それがきちんとした考えだと判断することよりもはるかに難しいことがよくある、ということである。従来の方法を利用するのは、必ずしも最善の選択肢ではないかもしれない。しかし、研究の成果を反映させるために、実践を変更する試みが作り出す不確かさに賭けるよりも、従来のままのほうが安全だと感じさせる（Scott et al. 2008）。新しいやり方が通用しないというリスクは常につきまとう。また、実践の変更はリスクをともない、時間がかかり、課題を生

みだす。時間の制約と労働の負担とあいまって、研究の利用は実現しにくいとも思わせてしまう（Bonner and Sando 2008; Brenner 2005; Chau et al. 2008; Gerrish and Clyaton 2004; Hutchinson and Johnston 2004; Karlsson and Tornquist 2007; Morris-Docker 2004; Sitzia 2002; Thompson et al. 2006）。現実的に、自分や他の関係者の実践をどのように変えていくのかとか、自信をもってそれをどうすればいいのかを判断することは難しいだろう。このことから、第10章と第11章では、研究の成果から、臨床でのやり方を変更していくという実践性を取り上げる。

　最後に、これまで触れていない事柄がある。それは、新しい実践に対する評価である、研究の利用の目的が、一義的には、保健医療の何らかの改善にあるとするなら、単に何か新しいことがなされたというだけでなく、改善が実現したかどうかをあなたは確認する必要がある。あたかもきちんと作用したように思われることや、作用していると思われるものは、実際には、それほどきちんとしているとは思えない。同じように、あなたが臨床での変化を統合している時、きつい任務であり、不満の聴取のようになるかもしれない。しかし、評価は完全に（あるいは少なからず）苦労に報いることになるだろう。また、新しいやり方が、公的な結果につながるかどうかを判断することは、同僚、管理職者、そして資金提供者にも役に立つはずである。というのも、それにより、継続的な参加を動機づけたり、さらなる資金提供を促したりするかもしれないからである。新しいやり方の評価は常に重要であり、第12章は研究の利用についてのこの点を取り上げている。

まとめ

　本書が対象としているのは、臨床に関連している研究を見つけ、利用するか否かを、ある程度の自信を持って決め、いったん決めたら実行したいと思っている人びとである。また、学部生、大学院生（特に、自分の研究を行うことよりは、臨床で使うエビデンスに関心がある大学院生）、そして、学術研究はしていないが、臨床での自分の実践にエビデンスを用いる

ことについての文献を知りたいという人びとも本書の対象である。

　本書は3部からなる。第1章と第2章は、研究を用いたい理由と、それが何であるかの基本的説明をしている。第3章から第8章までは、研究の質決定を取り上げ、いつ、どこで研究を用いるのか、臨床での決定に他のエビデンスを取り込むことを取り上げる。そして、第9章から第12章にかけては、研究の臨床での実施と実践の変更に焦点を当てる。第3章から第8章では臨床事例の設定から始まる。それぞれの章では、その設定を用いて、要点を説明している。各章末では、復習課題を提示し、学んだことを振り返る。

2 研究とは何か

　何かを探している時、探しているもののことを知るのは、通常、結構助かるものである。研究（リサーチ）を見つけて活用することについていろいろ話す前に、研究とは何であるのかを明確にすることはいい考えだと思われる。

研究の定義

　研究を定義するにあたっての主題は、それが体系的な過程で、そのなかで情報が収集され、分析され、結果的に知識になるということである（Burton 2004; Le May 2001）。それはまったく新しい知識かもしれない。あるいはすでに想定されているとか知られているものを確認する知識かもしれない。あるいは既存の知識への付加的知識かもしれない。さらには、知識の大幅な飛躍かもしれないし、ジグソーパズルの一片のような知識かもしれない。いずれにしても、それはすでに存在している知識への付加なのである。

　研究が知識を生み出すことであるとすると、研究が物事を見出す他の方法とは異なっていたり、優れているのはいったいなぜだろうか？　そう簡単に理解できるとは思えない。というのも、研究という用語は日常生活できわめて多様に用いられているからである。そして、なかには必ずしも正確な使われ方ではないこともある。次回の休暇のために最善の飛行機の便を探そうとして、いろいろな選択肢を「研究している」ということもある。

しかし、選択肢を探しているか、あるいはそれらを単に確認し、ぞんざいな探し方で、それらしきものを見出しているかどうかは、どんなにひいき目に見たとしても（研究というには）、議論の余地がある。研究と、他の情報集めの方法との違いの1つは、研究は体系的な作業だということである。これが意味するのは、情報を探す方法は慎重に考え出され、見失うものがないように計画が立てられるということである。そして情報分析のなされ方が、可能な限り十分にそして正確に解釈されるように確実性を確保することである。私が飛行機便を探すのと、それらについて研究することの違いは、次のようになるだろう。それは、私が飛行機便を予約する時に、常に利用する10かそこらのインターネット上のサイトを調べて、そのなかで最善の選択肢を見つける（それを確認する）ことか、あるいは飛行機便の情報を得るためにありとあらゆる手段を用いて、トロール網で漁をするように徹底的に調べ尽くし、その情報が意味するきわめて些細なことまでも調べて、あらゆる点で最高の買い物をしたと99％の確信が持てることである（研究に近い）。もし方法が体系的でないとすると簡単に情報を見過ごしてしまったり、全体像が得られない。情報を体系的に見出し分析するというのは、それから得られる結果や結論が、しかるべきもので、現実的で、正確だということになるだろう。

　情報収集で体系的方法を構成するものは、どのような情報を探し求めているのかということに左右される。新薬が安全で、意図していた機能を発揮するかどうかを見出すための最善の方法は、自分に脳性麻痺のきょうだいがいることをどう感じるかを見出すのとはわけが違う。しかし、どちらの場合においても、研究をすることと情報を集め分析をすることの違いは、研究で用いる手順は体系的で厳密でなければならない、ということである。これには、見逃しがないという、ある水準の確実性が担保されなければならない。そして、情報の集め方と情報が意味することを決めていく方法が、取り上げている主題を可能な限り表象していることが意味されている。

　研究するのに、すでに試され検証された方法を用いることは有益である。というのも、この場合、情報が収集され体系的に分析されるために考慮されねばならないことは、すでに確立しているからである。たとえば、新薬

検査においては、無作為化比較試験（あるいは無作為コントロール試験、ランダム化比較試験 Random Control Trial ＝ RCT ともいう）が試されて検証された（つまり確立した）技術として用いられている（第5章参照）。この技術の基本的な構造が存在しているので、新薬が検査される時には、関与する研究チームは、その研究をすでに確立した構造にはめ込むことができる。つまり、研究手順において考慮すべきことを認識しつつ、検査構造を調べることに当てはめるのである。これは新しい革新的な手法を用いることができないというのではない。試され検証されてきた既知の手法が用いられるのは、それらがきちんと作用することがわかっているからである。

「研究」と見なされるためには情報収集の過程が体系的であるだけでなく、その過程が目指すものにふさわしくなければならない。情報収集のためのしかるべき方法は研究そのものに左右される。もし、研究の意図が、小児の手術の回復室にその親を付き添わせることが望ましいかどうかを見出すことにあるとするなら、そのための見方は、当該小児の幸福につながるのは何かを考慮することに影響される。もし主要な関心が児童の身体的安全と健康であるなら、血圧、脈拍、呼吸そして体温のバイタルサインの比較、副作用の発生、回復室で親が付き添っている小児と、付き添いがいない小児を安全に病室に戻す時機を明らかにする研究を利用することが便利だろう。しかし、主な関心が、親が自分の子どもの付き添いあるいは離れていることを、どのように感じているかを調べることにあるとすれば、付き添いするのとしないことについての親の個人的経験を、幾分か深くまで調べることに焦点を置くのがより適切だろう。両方の手法をとることが理想的で、それは「ミックスト・メソッド（質的方法と量的方法の両方を取り入れたもの［第7章参照］）」の形態となるだろう。2つの異なる手法が1つの研究に用いられる必要があるからである。したがって、研究は知識を生み出すためにしかるべき体系的手法が採用されることになる。しかし、研究はその専門用語で飾られることになり、ここで紹介しているより複雑に見えるだろう。

研究のための用語

　研究の報告書を読むために、あなたは不必要に複雑な、まったく新しい言語を覚えなければならないだろう。おそらくそれは他の分野の専門用語や言語にも当てはまる。自動車整備工は固有の言語を使っているし、それは私のような門外漢には理解不可能である。以前所有していたフランス車は、いつもよりガタビシと金属音がした。それで修理工場に持っていったら、修理工は、ハンドルのベアリングがすり切れていると教えてくれたが、たいして気にしていないふうだった。それで私は、その車に目いっぱいに荷物を積んで、シェフィールドからサザンプトンまで運転して帰ってきた。翌日、ハンドルをきっても車輪が反応しなくなり、自分が「ハンドルのベアリングがすり切れた」ことを理解しなかったことが明らかになった。もし、修理工が次のように教えてくれていたら、引っ越しの荷物運びに自分の自動車を使わなかっただろう。
　「ハンドルをきったのと同じ方向にタイヤを作動させている部品がほとんど粉々になっています。もし放っておいたら、考えているよりも早く修理工場に車を持ちこむはめになるでしょう」
　研究の専門用語は、他の専門用語や職業語と変わることがない。それは、研究のために生まれた用語であり、身につけてしまえば、目の前で進行していることを平易に理解できるのである。またどのレベルで理解したいのかを決めることも重要である。ハンドルのすり切れたベアリングを問題にする研究を知りたいのか、あるいは新しいものを入手し、自分で修理する方法を知りたいのか？　もし前者であるなら、後者で必要となるような用語の微妙な意味や、技術的な仕様を気にする必要はないだろう。

研究、検証そして臨床での評価

　「研究、検証そして臨床での評価の違いは何か」というのは一般的な疑問である。実際は、皆が納得する明確な違いが必ずしもあるわけではない

(Wade 2005)。研究、検証そして臨床評価の過程はすべて新しい知識を生み出すことを目指しており、それらはすべて関連する情報（あるいは資料〔データ〕）を集約・分析し、その目的を達成するのである。期待されている基準は高いし、そうあるべきなのである（Wade 2005）。英国患者安全協会と研究倫理サービス（The National Patient Safety Agency and Research Ethic Service 2008）によれば、上記3項目における1つの明確な違いは、研究の目的は新しい知識の創造であり、検証は質の高い保健医療提供のための情報（つまり、保健医療提供についての新知識である）の発信であり、そして臨床での評価は現場で行われている保健医療の定義と判断（実践されている保健医療に関わる新しい知識だと考えられる）だということである。このように、これらの3項目はそれぞれの知識形態を生み出すことを目的としているが、それらが目指すのは情報あるいは知識の構築であり、それ自体で新しいものである。

　3項目の違いは、斬新さよりも生み出される知識の本質にある。ウェイド（Wade 2005）が示唆したのは、研究は、なされるべきことを調べるが、検証は想定されていたことがなされているかどうかを、そしてなぜそうなのかを調べるということである。研究は、新薬が小児の急性ぜんそくに効果があるかどうかを示すことであるが、検証は救命救急病棟の担当者が急性ぜんそくで運び込まれた小児にこの薬を処方したかどうかを示すことであろう。

　研究、検証そして臨床評価におけるさらなる違いもある。ある種の研究は、将来において用いることを念頭において、新しい介入法を試用することであるが、検証と臨床評価はすでに用いられている介入や諸介入に関わる (The National patient Safety Agency and Research Ethic Service 2008)。研究において、それゆえに介入が発生するが、検証や臨床評価においては、介入はともかく発生し、介入の諸点が評価あるいは検証されるのである。

　いずれにしても、研究、検証そして臨床評価の区別は必ずしも明確ではない。扁桃炎治療の新薬が試用され、扁桃炎患者が救命救急病棟に運び込まれ研究協力に同意すると、その患者は無作為に新薬が投与される実験群、あるいは従来の薬が与えられる対照群に分けられていく。これはほとんど

確実に研究である。研究であるがゆえに、新しい介入が行われるのは、新薬に効果があるかどうかを確かめるためである。そして患者は研究のために、介入を受ける群と、そうでない群に分けられる。普段処方されない薬をもらう患者もいれば、いつももらえる薬が与えられない患者も出る。つまり扱いに変化が生じるのである。対照的に、扁桃炎患者に特定の薬が投与されるべきであるという実施要領があるとすれば、そうされるべきかどうかを評価する研究はたぶん検証でもなければ、評価でもない。なぜなら扁桃炎患者はその薬を手に入れるからである。調べるのは、患者は推奨されている薬を得ているかどうかを確認することである。しかし、もし保健医療従事者に、なぜその薬を処方したのかを尋ねることを調べ続けたとすると、それが研究であるかどうか、あるいは検証の一部であるかは明確ではなくなる。何が、どのような理由で投薬されたのかを調べる検証の一部として行われたとすると、検証だと考えられる。しかし、それが単独の作業で、医師がどのように決定を下したのかを調べているとなると、それは研究だということになるだろう。だから、絶対的な答えはないのである。

　いくつかの目的のために、研究、検証そして臨床評価の区別は重要である。しかし、あなたが担当する患者に伝えるために既存のエビデンスを用いたいなら、最も重要なのは、研究、検証あるいは臨床評価かどうかという意味において、研究の表向きの表示ではない。なされていることが倫理的であるかどうか、どのような情報が探し求められているのか、そしてその情報が適切にかつ体系的に収集され分析されているかが重要なのである。

研究のパラダイム

　発見をする最善の方法は、それを見出そうとすることである。調べる対象と同じくらい研究を行う方法がある。研究が見出そうとしているのは、研究立案や実施の方向づけである。もし研究が、最も安価なアイスクリームを販売している店を見つけることであるなら、確実で、測量できる数字で示す答えが必要である。これを見出すのに用いられる手法は、最も重要なのは、数字で示されている値段であろう。そのなかでは、アイスクリ

ームの見てくれや味とは無関係に、値段だけが問題となる。したがって研究計画は、経費の数字的側面がアイスクリームについての「知識を生み出す」という「強い思い」に沿うことになる。この研究にとって、人びとが多様な風味や舌触りに気持ちが寄せられるというのは無価値なのであろう。というのも、これらは重要なのであろうが（私は重要だと信じているが）、研究の目的ではないからである。これらの事柄は、アイスクリームの質に関わる別の研究では有用であろう。

　どのような情報が重要であるかという「強い思い」あるいは冷静な想定は、研究のパラダイムとして受け止められている基本である。研究は以下の要素に影響されている。それらは、現実の本質（存在論）、知識についての概念（認識論）、研究を裏づける価値（価値論）、そして知識を得るために用いる過程の特性（方法論）である（MacInnes 2009）。一般的にいわれるのは、研究の方法には2つのパラダイムがあり、それらは量的方法と質的方法である（第5章、第6章）。

　量的研究法は、時には実証的研究法とも呼ばれるが、物事を数値化し、数を使う。それは、真実を文脈や解釈に依存せずに客観としてとらえる（Lee 2006a; McGrath and Johnson 2003; Sale, Lohnfeld and Brazil 2002; Tarling and Crofts 2000）。量的研究においては、パラダイムあるいは研究を特徴づける強い思いは、数字を使うことで物事が作用しているかどうかを示し、それがある任意の人口や集団のほとんどの人びとに同じように適用できるかどうかを予想することである（一般化可能性／外的可能性と呼ばれる）（Lee 2006a）。どの店が最も安価なアイスクリームを販売しているかどうかを調べるパラダイムは量的である。つまり、アイスクリームに関する知識は測定可能で数字で示し得るという立場で、それはすべての人びとに当てはまる結果を生み出すことが可能で望ましいと見なし、アイスクリームの値が重要だと思われているのである。どこで安価なアイスクリームが販売されているかを同定するきちんとした量的研究が行われたなら、同じ値段の、安価なアイスクリームが手に入るという相当の確信をもって誰にでも買いに行かせることができる。この手法が重要なのは、任意の人口集団のなかで、ほとんどの人びとにとって、ある行動が安全、あるいは最善の選

択であることを知るのに必要な時である。それは、たとえば、新薬がほとんどの人びとにとって最小の副作用で、かつ想定された結果をもたらすとか、あるいはある検査が大半の事例の重要な変化を捉えることを確認するようなことである。

　質的研究は、時には「自然主義」とか「解釈主義」研究と呼ばれるが、数字よりも語りに関わり、物事の数字化を目指さない（Kearney 2005; Goodman 2008）。それは、人間の経験の意味を見つめ、「真実」は主観的で、人によって、あるいは状況によってそれぞれに解釈されることを認めている（Lo Bindo-Wood and Haber 2005）。質的研究は、任意の人口集団のすべての人びとに自信をもって適応できる回答を見出すことを目的としない（だから一般化可能性を必ずしも目的としているわけでない）。かわりに、研究者は研究がなされていることの全体像と文脈を描き、その記述を読む人びとは、自分が適用しようとする状況や人口集団の範囲を判断することになる。このパラダイムは、個人、感情、価値観そして信仰の理解を高めるために用いられる。もし、最高品質のアイスクリームを見つけたいなら（すでに見つけているが）、質的研究が最も適切だろう。皆が同意するという自信をもって私が最高だと信じているアイスクリーム屋に向かわせることができるわけではない。もしあなたが、ミルクキャラメル味を好まないなら、私の一番の好物のアイスクリームが気に入らないだろう。もし、この店がワッフルコーンを使ったソフトクリームだけを販売しているとしよう。もし、ワッフルコーンが好みでなかったら、この店がいいはずがない。もし、大盛りを好みとしないなら、これまたあなたの好みとはならないだろう。とはいえあなたが、チョコレートワッフルコーンに入った、脂肪分たっぷりでミルクキャラメル味がほとんど入っていない特大のアイスクリームを好むなら、アルゼンチンのプエルト・イグアスのバス停留所の反対側の通りを少し歩いたところにある店に行って、楽しんだらいいと思う。それでも、がっかりする人もいるだろう。というのも、アイスクリームのおいしさを決めることは難しいからだ。さらに、研究の文脈も確認する必要がある。イングランドの凍てつくような1月のアイスクリームは、1日中イグアスの滝の周辺を歩き回り、夜はハンモックで星を見ながら過

ごそうかと考えている南アメリカの夏の日に食べたような味はしない。

「ミックスト・メソッド」あるいは「ミックスト・メソドロジー*」への関心が高まっている（Bryman 2006; Halcomb, Andrew and Brannen 2009）。これは第3のパラダイムとかプラグマティック（実用本位）なパラダイムと言われることもある。しかし、基本的には、量的研究と質的研究の組み合わせを使うことを意味している。

実際には、小児の動脈ライン確保のための最善の方法についての良質な量的研究は、小児集中治療室（PICU）でほとんどの小児患者に応用可能であろう。しかし、集中治療室への入院を必要とする小児の親の経験についての研究は、自分の子が小児集中治療室で治療を受けている親たちには安易に当てはめることはできないだろう。動脈ラインを装着するように、心理的感情的支援といわれるものを安直にかつ正確にすべての人に向けることはできない。加えて、人びとの感情や環境そしてそれらへの対応は、動脈ラインの状態のように簡単には知り得ない。親の経験に関しての研究は有益な指針や思考を提供するが、それを応用するのはより複雑で、動脈ラインが「標準」装着に適切かどうか以上に、経験の内容や関係する個人への配慮が必要となる。

研究においては、質的方法も量的方法も同じように価値がある。しかし重要なのは、それぞれが適切に用いられることである。アイスクリームでいえば、私は質的な知識が重要だという意見である。しかし、もし自分の息子が万が一医療介入を必要とするなら、提示されている治療が実施される前に、それが最善の選択肢であることを証明してもらいたい。だから、そのような状況では、質の高い量的なエビデンスが欲しい。両方のパラダイムは重要である。そしてそれぞれの立ち位置がある。しかるべき用いられ方がなされねばならないのである。

---

*前者は「混合研究」後者は「混合方法論」とも訳されるが、本書では原語のカナ書きで統一した。第7章参照。

方法論と方法

　研究のパラダイムは、研究を裏づける一連の信念や価値観と関連している。しかし、2つの主題は1つとして同じものはない。したがって、それぞれのパラダイムに、情報を得ることができる方法に範囲がある（Dixon-Woods et al. 2004; Polkinhorne 2005）。それらは方法論と称されている。したがって、2つの研究が同じパラダイムに入ったとしても、それらはまったく異なる方法論を用いていることもある。パラダイムは、研究を裏づける、物事、信念、価値観についての見方である。方法論は、研究者が情報を集めるために用いる方法である（MacInnes 2009）。

　もし、質的パラダイムを用いてアイスクリームの質を調べるとすれば、その研究はアイスクリームについての知っていることは数字からは出てこないし、ある意味では、世のなかのすべてのアイスクリーム愛好家について言えることだという見方に基づくだろう。それは、アイスクリームの質は、口当たり、味、クリーム感、個人の嗜好、消費の中身のような、抽象的で数では表せない事柄に関連し、それらはみなが同じ意見にはならないことを前提としている。採用される方法論は民族誌（エスノグラフィ）で、そのなかでは研究者は、相当の期間アイスクリームを食する文化に自身が身をおく（やってみたい）。あるいは現象学では、アイスクリームを食べるという現象についての人びとの経験を深く探ることになる（これは私の好みの方法ではない。というのも、私はアイスクリームを食べる人のことを知るよりも自分が食べたいと思うからだ）。民族誌も現象学も質的方法論である。しかし、それらは異なる過程を踏む（第6章参照）。

　方法とパラダイムは、それゆえに微妙に異なっている。しかし、それらは密接に関わっている。というのも用いているパラダイムに適した情報を得るために、ある方法論を用いることになるが、その方法論はパラダイムに符合する。それらは密接に関係しているので、方法論とパラダイムは互換的に使われることもある。研究報告を読む段階では、これは大して問題とはならないだろう。たしかに議論する価値もあるが、研究の意味論では

なく、その質を決める時には議論をする必要はないだろう。「方法論」「パラダイム」あるいは、その両方の用語を探ること、そしてそれらが研究している事柄に適しているかどうかを確認することは、最も重要なことである。

どのパラダイムと方法論がよいかを決めたら、研究者は用いる手法を決めることになる。つまり、必要とする情報を実際にどのように手に入れるかということである。もし、湿疹疾患の子の親が、子の状態について知る情報をどのように考えるのかを調べるとしたら、これは質的パラダイムだと考えられ、研究過程に現象学を採用し（方法論）、情報収集に際して親への面接を行う（方法）ことになるかもしれない。同じように、湿疹治療院で観察し、どのような情報がどのように提供されているのかを調べてから、親に面接しその情報をどう活用しているのかを調べるかもしれない。とすると、方法は面接と観察ということになる。

あるパラダイムや方法論につながる方法もある。綿密な面接は、質的パラダイムと方法論になる（第6章参照）。しかし、方法によっては、どのパラダイムや方法論にも用いることができる。それは、まさにどのように用いられるかということに左右されるのである。方法は、情報あるいは資料を収集する道具である。そして、多くの道具と同じように、多様な形、様式、大きさをもち、多様な事柄に用いることができる。質的研究は10人の親との綿密な面接を採用するかもしれない。しかし量的方法論においては、傾向を把握するために2000人の親に、短い三択（はい／いいえ／わからない）の選択肢面接を採用するかもしれない。重要なのは、しかるべき道具を選び、必要としている情報を得ることであり、その道具がきちんと用いられるということである。

まとめ

本章では、研究とは何であるのか（体系的で厳密な探求過程）とそれにともなう専門の用語のいくつかを提示した。パラダイム、方法論、そして資料収集と分析の方法は、調べている主題にふさわしいものでなければな

らない。そしてきちんとした研究計画は、必要とする情報を収集するためにしかるべき方法を用いることになる。
　次の段階は、関心があるテーマの情報を得ることである。第3章では、情報を探すことを扱う。ちょっと休憩して、プエルト・イグアスのバス停近くにある店の特大アイスクリームを食べにいこう。

Part 2
研究は役に立つのか

3 情報を見つける

> **設定**
>
> アメリは小児外科病棟で勤務している。数週間前、彼女は現状の疼痛検査機器があまり利用されていないことに気がついた（これは年長児童用には1〜10等級で示され、年少児童用にはスマイルマークが描かれた1〜5等級の段階で示されている）。また、親たちからは子どもたちが経験している疼痛への対応について多くの不満があった。アメリは疼痛対応が改善できると感じたが、何から始めたらいいのか確信をもてなかった。同僚に尋ねても、その機器があまり役に立たないという意見だった。アメリは代替を探ることにした。最初に試みたのは、情報をどこでどのようにして探すかということであった。

どこで情報を探すか

　情報をどこで手に入れるかということは、どのような情報が必要なのかということに影響される。アメリが必要としているのは小児の疼痛検査についての情報である。そして、この情報が関連する研究報告に含まれていて欲しい。医療と看護の情報を扱い、これらの領域の研究を掲載している研究雑誌も含むデータベースはたぶん良いきっかけとなる。
　データベースは探しやすいように論理的に組み立てられたファイルで、

情報を検索、管理し、さらには更新もできる（Hebda and Czar 2009）。データベースは収蔵している情報の種類を示すように名づけられているので、自分のテーマに適切であるかどうかを判断できる。アメリは、CINAHL (Cumulative Index to Nursing and Allied Health Literature) のデータベースで検索するかもしれない。というのも、看護や保健の文献中心のデータベースは疼痛検査や対応に関連する資料を含んでいる傾向にあるからだ。それとは別に役立ちそうだと思うデータベースは、PubMed, Medline そして EMBASE であろう。多くのデータベースは、利用に際し申し込みが必要であるが、保健医療機関や大学はすでに定期購読をしている。アメリは自分が勤務する機関が定期購読しているデータベースを確認するか、あるいは自分が定期購読するかどうかを決めればよい。そうすることで、自分がどこから始めたらいいのかとか、要旨や論文全文をデータベースから入手するかどうかを決めることができるのである。

　また一度に複数のデータベースや情報を探ることが可能なインターネットを利用することも可能である。たとえば、アテネ（www.athens.ac.uk）では、一度登録すると、多くのデータベースや電子資料を閲覧することが可能になる。また、一度ログインした後も別途資料を調べる必要が出てくることもある。それでも、「アテネ上」（あるいはアテネ経由）の資料であるならば、サインインは一度ですむ。これを実際の生活にたとえてみると、アテネを利用するのは、複合のスポーツ施設に行き、ジムもプールもそしてコーヒーもそこで楽しむのと似ている。つまり、アテネからネット上の情報に入っていたら、使いたい分野全部を探索できるのである。アテネでは、それぞれに異なる部門に入っていかねばならないが、それでも１つの入り口から探索できるというのは楽なはずだ。そして、自分の勤務先がこのような情報源を定期購読しているかどうかを調べることはそれなりの価値がある。

　情報検索エンジンは有用だが、データベースとは少々異なる。昨年家族と一緒にフィンランド行きの飛行機の便を探していた時、私は何ができるのか確認すると口にした。すると、パソコンに向かっている私を、4歳の息子が普段とは違う様子で見つめてきた。しばらくして私が入手したのが

3 情報を見つける

運賃、時間、日付、そしてこまごまとした情報一覧であったが、その時息子が、エンジンはいつ出てくるの、と尋ねてきた。私は「情報検索エンジン」という言葉を用いたに違いない。そしていつものごとく説明不足だった。情報検索エンジンは列車に似ている。それはインターネット上の多くの場所をぽっぽと渡り歩いて、欲しい事柄を探していく。そして探り当てると、それをもってきてくれる。もっと技術的な言い方をすると、それは一連のコンピュータプログラムで、インターネット上の文書や情報を周期的に集め、データベースにするスパイダー（トラベラーとかボットと呼ばれる）を含み、検索許可を出しているすべてのウェブサイトのページを探していく。ページを読み取り、そのなかの情報からインデックスあるいはカタログを作り、もとの要求と照合し、求めた情報を載せたページのリストとともにリンクを送ってくるのが普通だ（Saba and McCormack 2001; SOA.com 2001）。情報検索エンジンのなかには、インターネット上の多量の情報を探るものもある。専門化されている情報検索エンジンは、検索するインターネット情報を限定することもある。個々のインターネットサイトは、自分のサイトの内容だけを探索する情報検索エンジンを用いている。これは情報を探すには便利であるが、どの情報検索エンジンを用いるのかに影響を受ける。インターネット全体を網羅する検索エンジンを用いるなら、17のインターネットページがそれぞれに同じ論文を載せていたら、その論文について17の情報を得ることになる。また情報検索エンジンは、インターネット上の情報だけを収集するので、研究雑誌論文のデータベースで得られるような包括的な論文リストが手に入るとは限らない。一方で、インターネット利用の情報検索エンジンを使うと、データベースには載っていない情報に行き着くこともある。たとえば最近の学会の抄録とか、開催予定の学会の発表用原稿とか、未出版の調査研究報告書である。

　何を探すのかを決め、そしてどこで探すのが一番よいと考えるかということである。時として、データベース、情報検索エンジン、そして特定のウェブ上の範囲を組み合わせるのが良い場合もある。アメリは、アテネを使って、CINAHLと他のデーターベースを探るかもしれない。同時にグーグルを使って、他の病棟や病院がどのような疼痛検査機器を使っているの

かを確認するかもしれないし、未出版でありながら、有用な学会発表原稿を見つけることもある。そして、もしアメリが、既発表論文よりも、誰かが著した小児の疼痛検査の論文で未出版のものを読みたいとするなら、論文インデックス（www.theses.com）で探せばいいのである。また、小児の疼痛検査に関するエビデンスを掲載している論文を探すことも便利である。体系的な論文と指針は第 8 章で示している。しかし、コクレーン・コラボレーションの体系的論文のリスト（www.cochrane.co.uk/en/index.html）、国立保健臨床局（National Institute of Health and Clinical Excellence: NICE: www.nice.org.uk）そして ジョアンナ・ブリッグズ看護研究所レビュー（Joanna Briggs Institute of Nursing Reviews; www.joannabriggs.edu.au/about/home.php）のような機関が出版するリストや指針も探すことができるのである。

どのような情報が必要かを決める

どこで検索するのかにかかわらず、情報が必要なら、時間を確保して何を検索するのかをきちんと考えることは、長い目で見ると時間の節約になる。それは買い物に似ている。欲しい物が決まっている時に、その場で何を買うのかを決める時間は無駄である。紙とペンを見つけリストを作るのは面倒なようだが、リストをもたずに買い物に出かけ、たくさんのおもしろい物や便利な物を手に入れてきたとしても、その日の夕食を買い忘れることもある。すると、店に戻るか、あるいは買い物した品で食事めいたものを作ってしまうかもしれない。同じように、何をしたいのか、あるいはそれについてどのような情報が必要なのかを決めておけば、限られた時間のなかでインターネットに向かい、必要な論文を一時に手に入れられるのである。しかし、後になって、無関係な情報のなかで時間を無駄にしてしまう結果になるかもしれない。欲しいものを見つけても、集めた無関係な情報に埋もれてしまって見失うこともある。そしてやる気もなくなってしまうのである。無関係な論文を除外する時間と労力をかけていても、一見おもしろそうだが無関係な論文を手に入れると、それを読んでしまうかもしれない。時間と計画が限られている場合、そのような論文に目を通すこ

とは時間の浪費になってしまう。まず、無関係な情報は最初からないほうがよい。また、必要とするものを見つけられない危険もある。検索して論文を読むのに何日もかかっているのに、必要な情報に出くわさないのである。アメリは疼痛検査機器に関する情報が欲しいのであって、疼痛管理に関する親の見方や疼痛の生理学の情報が必要なわけではない。どこかで役に立つかもしれないが、目の前で必要なものではない。したがって、彼女の検索は、小児の疼痛検査に集中しておくべきである。

　同じように、決定前にテーマ全体の情報が必要になる。買い物のたとえを使ってみよう。何かすごくいい品を見つけ、買ってしまうが、後になって、もっと優れた品があったのに気がつく。最悪で高価な品をつかまされたことになる。もし、役に立ちそうな研究を1つ見つけ、それを使ってみた場合、もっと良い多くの論文を見逃し、それらがまったく逆のことや、少しでも優れた方法を示していたかもしれない。誰か他の人がそれらを見つけてきた時、自分がそれらの研究より劣っている論文に基づいた次善の策をとっていれば、愚か者に思えてしまう。だから、何をしたいのかをきちんと把握し、そのテーマについての情報の全部あるいは少なくともほとんどに出くわすまで検索し続けることが重要である。

キーワードを一致させる

　何を検索するのかを決めたら、次にすることは、データベースや情報検索エンジンに用語を打ち込むことである。求めることを文言にして行うと便利なはずである。これによって、自分が何をしたいのかとか、自分の目指すものの程度を明らかにできるのである（Holland 2007）。アメリだったら、次のように書き込むかもしれない。

　　　小児に用いる疼痛検査機器の研究報告を見つけたい。

　これは一見明確で扱いやすいと思われる。しかし、もし彼女が次のように述べたとする。

私は、小児と若い世代の人びとを対象とした疼痛生理学と検査、それに対処法に関する論文とともに、保健医療従事者たちが、今のやり方で疼痛に対処している理由についての論文を探したい。

　これはあまりにも大きすぎる。少なくともここには4つのテーマが含まれている（それらは、疼痛生理学、疼痛検査、疼痛対処、そして疼痛とその対処についての保健医療従事者の考え方と思念である）。そしておそらく年齢も（小児と若い世代の人びとの）2つに区分できる。

　次の段階は文から、調べようとするキーワードあるいは概念を同定することである（Holland 2007; Thames Valley Literature review Standards Group 2006）。キーワードや概念を用いることは、検索機能の利便性をどう活用するかということである。つまり、あなたが論文の題名や要旨で求めている用語を検索すると（もし調べて欲しい論文に使われているなら）、これらの用語が含まれている論文のリストを示すからである。したがって、求めているものを説明した文を手にしていたとしても、検索を始める前にはそれをキーワードあるいは概念にしておかねばならないのである。文全部で検索をかけてしまうと、その文に含まれるすべての用語に反応してしまうことになる。アメリが「小児に用いる疼痛検査機器」と検索をかけると、これらの用語が題名や要旨に用いられているすべての論文のリストが提示されることになる。代名詞 that や動詞 are を含む、ありとあらゆる論文が示されたことを想像してみよう。嫌になってしまうことだろう。

　それで、「小児対象の疼痛検査機器についての研究を見つけたい」とアメリが書き込んだとすると、キーワードはたぶん「疼痛」「検査機器」「小児」となるだろう。そして彼女は、データベースにこれらの用語を打ち込むことになる。

　無関係な情報はたくさん欲しくないかもしれないが、探しているテーマについてはできる限りの情報が欲しいだろう。アメリは、「疼痛」「検査機器」「小児」を探すことにするが、これらの用語に関連して、他にどのような用語があるのか、論文ではどのように記述されているのかを考える必

表 3.1 アメリが使うかもしれない検索用語例

キーワード1	キーワード2	キーワード3
疼痛 Pain	**検査** Assessment	**小児** Children
不快感 Discomfort	評価 Evaluation	小児 Paediatric
痛み Hurt	測定 Measurement	小児 Child

要がある。これは同義語あるいは、情報検索においてはそれと同等に考えられる用語である (Holland 2007; Thames Valley Literature review Standards Group 2006)。たとえば、「小児 (children)」は英語では「paediatric」あるいは「child」に含まれるかもしれない。また英語表現では、pediatric（小児）あるいは paediatric のように、どのような用語や綴りが使われているかを考えておくのも役に立つ。同じことに異なった綴りが使われていることや、国によって救急病室といったり、事故・救急というように表現が違うことにも注意しておくことである。同じように、気管内挿管チューブをETチューブとかETTといった頭文字での略語表現をしたり、サルブタモール（気管支拡張薬）にヴェントリンという商品名やジェネリック名を用いたりもする (Holland 2007; Thames Valley Literature review Standards Group 2006)。

表3.1は、アメリが検索で用いた用語の代わりとなるものを示したものである。このように、用語1つずつにリストを使うなら、確実に代用を思いつくし、それらを探していることを確認できるのである。

これらの用語を同定したら、次の段階は、必要な情報を入手するためだけでなく、不必要な論文を抽出するようにもそれらを使うことである。もしこれらの用語を、一度の検索で不用心に用いるなら、恐ろしいほどの論文を提示してくるだろうし、その多くは欲しいものからほど遠いだろう。

ブーリアン型「そして」「あるいは」「ではなく」

検索を容易にする3つの用語があり、それらは時間を大いに節約してく

れる（利用するデータベースが支援してくれることが前提であるが）。それらはブーリアン型と称されている。これは、真理値の「真 = true」と「偽 = false」という2値をとる基本データ型である。この名称は、提唱者のジョージ・ブール（George Boole）に由来している。これらの検索の選択肢を作り出すのに彼が使った論理は、検索時に用語ごとのつながりにおいて、どれに興味があり、検索結果としてどれが欲しくない用語かを決めることである（Holland 2007）。

And（そして）

　見つけたい用語を同定するというのは、これらの用語を含む論文を探せるということである。しかし、時として、これらの用語を含むすべての論文を読みたいわけではない。アメリは、疼痛、検査そして小児の概念を見たいが、題名や要旨にこれらの用語が含まれている論文全部が欲しいわけではない。というのも、そうすると小児、疼痛そしてすべての検査について扱っているすべての論文が提示されるからである。ブーリアン型の用語試用に準拠したデータベースを利用するなら、彼女は and（そして）を使えばよい。そうすることで、3つの用語が用いられている論文だけが提示されることになる。それで、アメリは「外科処置を受ける小児の疼痛検査」と題された論文を手に入れることができるのである。「乳房線切除による疼痛対処」「急性ぜんそくで入院した10代患者の検査」とか「慢性の健康支障がある小児のきょうだいへの対応」などと入力してはいけないのである。

Or（あるいは）

　ブーリアン型における or（それとも）は、同義と認めた用語を一度で検索することになる。アメリが「疼痛」を「不快感」と言い換えてもよいと判断すると、それらの2つを入力するのである。こうすることで、疼痛と不快感を扱っているすべての記録を検索することになり、1つのリストにまとめてくる。検索は2つの用語を扱うが、アメリが手にするのはそれらをまとめた1つのリストである。

Not（ではなく）

　ブーリアン型においては、not（ではない）を使うと、読む必要がない用語を含む論文を省いてくれる（Holland 2007）。アメリは小児の疼痛検査を調べたいが、10代の子たちについては読みたくない時には、彼女は、「疼痛そして検査そして小児、思春期の児童は含まない」と入力すればよい。注意すべき点は、このやり方は、取り入れたい用語があるのだが、除外されるものが出てくるということである。そのため、このやり方だと、他の用語はあるのに1つの用語が妥当しないということで、部分的にはアメリに役立つとしても、「小児と10代の思春期時期の子たちの疼痛検査」という論文を除外してしまうのである。

組み合わせと「あるいは」「ではなく」同時検索

　ブーリアン型は同じ検索で複数の用語を用いることもできる（Holland 2007）。これによって、関連しない論文を山ほど減少できたり、重要な論文をたくさん失うことも少なくなる。つまり、一度検索をするだけでいいというわけである。アメリが、疼痛あるいは不快感、そして検査を入力すると、検索は最初に疼痛と検査で行われ、次に不快感と検査が加えられる。つまり、提示されるのは「疼痛」あるいは「不快感」を含む論文で、それらには「検査」という用語が加わっている。これにより、「疼痛」と「検査」という組み合わせと「不快感」と「検査」の2つを別々に行わなくてもよいのである。

　多くのデータベースと情報検索エンジンでは、ブーリアン型を使うことができる。そうでないとすると、欲しい情報を入手できない。ブーリアン型が使えない情報検索エンジンに「あるいは」と入れてしまうと、その前後の用語に加えてインターネット上にある「あるいは」をともなうすべてのページに行き着くことになるかもしれない。同時に、検索を行う際には、ブーリアン型がどのように示されているかを確認しておく必要がある。大文字を使ったり、斜体文字であったり、コンマや他の形態が必要であったりする。データベースや情報検索エンジンによっては、独自のシステムによって、ブーリアン型の作業を行うこともある。したがって、使おうとし

ている情報検索エンジンやデータベースがブーリアン型を用いているのか、すこし変更は加えられているがそれと同等なのかを確認しておくことが役立つ。後者は、「上級検索」と示されることもある。

切断型選択と任意文字(ワイルドカード)

　アメリは「検査」という用語が使われる論文を探したいのであるが、これは論文題名や要旨においては違う形態で示されることがある。たとえば、それらは、「疼痛検査 (pain assessment)」、「疼痛の検査 (assessing pain)」そして「疼痛検査法 (how to assess pain)」である。データベースを検索する時、入力した用語だけが見つかる。したがって、「検査」という用語も、「検査」「検査すること」「検査済み」「検査する」という言い回しがある。さらに、これらの表現のあいだに「それとも」と入れるとすると、検索のために入力する語は長くなってしまう。しかし、これらの用語に共通している語幹は「検査 (asses)」であり、これによって用語を切断して用いることができる。これを切断型選択という、つまり、用語の最短の形を用いるのである。英語の情報検索エンジンやデータベースの場合、切断型を示すアステリスクの「*」を用いるのが普通である (Holland 2007)。したがって、「assess*」と情報検索エンジンに入力すると、「検査する (assess)」「検査 (assessment)」「検査すること (assessing)」そして「検査済み (assessed)」のように「検査」「assess」で始まる用語を全部探し出す。

　他の用語については、用語の1文字が違う場合がある。たとえば、英国英語の小児 paediatric は、アメリカ英語では a がなくなって pediatric となる。用語は切断できないので、切断型選択は使うことはできない。代わりに、任意文字(ワイルドカード)を用いることになる。これもアステリスクの「*」を必要な箇所に入力する (Holland 2007)。たとえば、上の小児の場合、「p*ediatric」とすると、英国型とアメリカ型の綴りを網羅することになる。

しかるべき領域での検索

　データベースで情報を検索する時、求めているその用語をどの範囲で探したいかを選ぶことができる。これは、著作者名、雑誌名、論文題名か、論文の要旨あるいは抜粋の検索なのか、あるいは論文全体の検索かということである。しかるべきものを手に入れることが重要である。論文名で英語の単数と複数形の両方とか、ラテン語表現での小児（paediatric）を検索したとすると、これらの用語を含むすべての論文が提示される。これは相当な数となる。もし、キーワード検索をすると、普通は論文題名や要旨のキーワードを探していることになる。しかし、時には論文全部を読みたいことがある。また、ある研究や雑誌論文を読みたいと思い、著作者名で検索をすることもある。必要だと思う情報はしかるべきところで検索する必要がある。

検索結果を記録する

　バックアップをとっておいたかどうかと尋ねられるのは、あなたがそれを紛失して取り返しがつかなくなった時である。そして、この質問に感謝するかわりに、なぜそんなふうに見つめられるのかとか、クリスマスカードが送られてこなくなったのはなぜかと考えたりする。これは皆が知っていることであり、手遅れの時に人びとが発する言葉でもある。これを研究に当てはめると、論文を読む気もなくなるのである。しかし、あえて私は言っておきたい。見つけて、利用しようと思うことは記録しておきなさい。それも自分の仕事にあうように、そしてコンピュータが壊れたり、記録媒体がなくなったりすることに備えるのである。本書の編集者は、私の原稿に「嘘言ってないで」と書き込むかもしれない。そして私が参考文献を紛失し、見つけられないことをわざわざ加筆しておくかもしれない。私は、自分がきちんと記録をとるとは言っていない。ただ、記録をとるのは大切なことだと言いたいのである。

まとめ

要約すると、情報をきちんと検索するのには、ある種の努力が必要である。しかし、後になって時間の節約になるので、それは報いのある努力である。何を検索したいのかを明確にしておこう。しかるべき用語と組み合わせを用いることで、あなたの検索作業も我慢できる。無関係の論文が提示されることもある。しかし、このおかげで必要としない膨大な量の情報に襲われる機会が減る。また、ほとんど手を煩わされることなく欲しい主題の情報の大多数を手に入れることもできる。求めている情報を入手できたら、それらを読み、参考にできるかどうかを自分で決める。ここが次章のはじまりとなる。

参考事例

プリトパルは高度依存症病棟（High Dependency Unit: HDU）で働いている。この病棟は、患者を通常病棟に移管する手配で問題を抱えてきた。移管の決定がどのようになされ、誰が決断し、どのような手続きでそれがなされるのかについて一貫していないのである。医療担当者との議論を経て、プリトパルは高度依存症病棟から通常病棟へ移管するための基準作成の任務に就くことになった。彼女の任務の1つがこれに関しての情報を検索することであった。プリトパルはどのように対応するだろうか。

考え方

プリトパルが検索すると考えられる事項

・高度依存症病棟から通常病棟への移管に関しての既存の基準や指針
・高度依存症病棟から通常病棟への移管についての研究
・専門家の見解、先行事例研究、高度依存症病棟から通常病棟への移管についての報告書

どこで検索をするのか

　CINHAL、Ingenta、Medline、そして OVID のような保健医療専門のデータベースで、アテネを経由して検索することができる。
・NICE のような指針を掲載するデータベース
・グーグルのような一般的な情報検索エンジンで、未出版の基準／指針／新しい見解／学会抄録／英国保健サービス財団に保存されている文献

キーワードと文言

　プリトパルは次のような文言を考えるかもしれない。
「高度依存症病棟から通常病棟への患者の移管関連の情報を探す」。

キーワードは次の通り

・移管
・高度依存症病棟
・通常病棟

代替の用語として考慮するのは

・移管→移動
・高度依存症病棟→高度依存　　病棟を使わない方がいいかもしれない。理由は、論文の題名としては病棟は用いずに、「高度依存からの移管」となっているかもしれないからだ。

　しかし、プリトパルは、論文名や要旨に「通常病棟」「高度依存症病棟」あるいは「移管」という用語を含む論文は欲しくないかもしれない。できる限り効率的に検索するために、ブーリアン型検索を考えるかもしれない。

ブーリアン型用語の場合

・高度依存症病棟と通常病棟と移管の 3 つを用いて、それらの用語を含む結果を得る。
・同義語も含み、一度の検索で、「高度依存症あるいは高度依存症病棟そして移管」と入力する。
・プリトパルは「医療用高度依存症病棟」に焦点を合わせたいかもしれない。

するとブーリアン型用語で以下を除外しない検索を試みるかもしれない。それらは「外科高度依存症病棟（HDUs not surgical）」「精神高度依存症病棟（HDU not psychiatric）」。
・切断型選択を使うかもしれない。移管（transfer*）として、「移管」、「移管すること」、「移管済み」を網羅する。

検索する領域

　特定の著者を念頭におかないなら、プリトパルは主題の領域を検索するだろう。

　また、最新情報を手に入れたいので、過去10年の研究に限定するかもしれない。

4 研究を評価する

> **設定**
>
> 　コンラッドは、20床ある一般集中治療棟担当のバンド6[*]に属する看護師である。この病棟は14床ある心臓集中治療室と設備を共有している。彼は治療棟の騒音が患者に有害だと信じているので、その音量を下げようと考えている。治療班のスタッフのなかには騒音を問題視する意見に同意する者もいるが、大多数は無関心をよそおっており、ごく少数が反対意見を持っている。コンラッドは4種類のことを調べてみた。1つ目は騒音は集中治療棟全体の問題なのかどうかであり、2つ目は集中治療棟の騒音源は何かであり、3つ目は集中治療棟内での患者への影響であり、そして4つ目は集中治療棟で騒音を減少させる方法に関するものである。コンラッドは自分が集めた情報の全部を評価して、もし可能であるなら、自分が担当する病棟での看護実践の変更を試みる際に、どのような方法をとるべきか確かめたいと思っている。

---

[*] 英国の看護の役割はバンドと呼ばれる職群によってバンド1〜8まで区分されている。バンド1〜4は無資格の保健医療助手。バンド5は一般の有資格看護師。バンド6は経験を積んだ看護師で、病棟責任者になる場合もある。バンド7〜8は管理職看護師。

研究が評価されるべき理由

　すべての情報がきちんとしているわけではないし、研究のように思われるものすべてが質を充足しているというわけでもない。また出版されている研究の全部が優れたものだとは限らない。それが高い評価を得ている情報源から得られたと思われるにもかかわらず、いいかげんな情報に出くわしたり、本当はまったく正確な情報であるのに実際には誤解されているのに出くわしたことは、誰でも一度や二度ではないであろう。ペルーで過ごした私の主人の誕生日休暇もそんなものだった。
　私たちはクスコからアレキパへバスで行くことにした。殺伐としているが綺麗な風景のなかの8時間の移動であった。観光オプションを尋ねて町の中心にあるほとんどの旅行代理店に足を運び、一番よさそうなツアーを申し込んだ。旅行社の担当者は翌朝（私の夫の誕生日の朝）から有効の切符を発券して、「乗ることになるバス」の写真を見せ、旅行者の特典を説明してくれた。そのなかには「移動中トイレが使えること」や「いい景色を見ながら、昼食をとることになっているしゃれたカフェ」もあった。主人は自分の誕生日がすばらしいものになるぞと言った。翌日朝7時にバス停に行ってみると、そこには写真で見せられたのとまったく同じバスが何台も止まっていた。しかし、その一角に使い古されたバスがあった。それが私たちが乗る予定のバスだった。
　クスコの旅行代理店が提供してくれた情報はある意味で本物だった。私たちが乗る予定のバスは、写真で見たバスに「似ていた」。4つのタイヤがあり、運転手がいて座席があった。バスは適当な時間をとってトイレ休憩をした（女性は道路の山側に登り男性は下のほう）。また、昼食に売店に立ち寄り、何か球状の塊が入っているシチューと味気ないビスケットとミントをもらった。その日が誕生日で3品コースの食事が食べたかったとすると、確かにそこにあった。景色は綺麗だった。だから、バスに戻って同乗者のなかに入り込んだりしないで、戸外での食事ができる暖かい服装をして売店の外で立って食べたなら景色も楽しめたはずだ。しかし、それ

ができなかった私たちは、ごまかされたという気持ちをぬぐえなかったというのが本音だった。

　私たち夫婦が経験した問題の1つは、きちんと体系的に調べなかったということである。私たちは町の中心にある旅行代理店を全部回って、アレキパ行きのバスをその場で尋ねただけだった。また、もらった情報の内容を徹底的に分析しなかったし、皆が同じことを言っているかどうかとか、その情報がアレキパ行きのバス全部に当てはまるかどうかも考えなかった。コンラッドは、私たちのアレキパ行きバスのような研究をしたいわけではないだろう。彼は同僚に改善を勧めるために時間と労力を費やす前に、集中治療棟の騒音について得られるどの情報も、現実をきちんと正確に示しているかどうかを確認したいのだろう。どのような情報が示されているのか、それが質のいい情報かどうか、そしてどの程度自分の仕事に適用できるのかをきちんと確認することで、彼は指針がそれなりの効果があるかどうかの自信を持つことができるのである。私たち夫婦はアレキパ旅行の時にこれらのことがほとんどできなかった。だから、経験した不快さの責任は全部自分たちにある。クスコもアレキパも美しい町である。旅行もすばらしかった。ただ、昼食は持参した方がいいと思う。

　研究論文が出版されているという事実から、その研究が一定の水準を確保していると考えるかもしれない。しかし、必ずしもそうとは限らない。すでに出版された研究の質は多様で、質の高い研究誌に掲載されている論文であっても、あなたはその提言を実行する前に、内容を確認しておく必要がある（Coughlan, Cronin and Ryan 2007）。数多くの論文が出版されており、それらは論じている事柄においては完全で申し分ない。しかし、無批判に誰にでも活用されるということはない。もし、コンラッドが8床の一般集中治療棟で実施された騒音削減対策を調べた優れた論文を見つけたとしても、棟治療班の規模が異なるから、彼の治療班に適用できるのは、そのうちのある部分だけかもしれない。研究によっては、小規模あるいは予備的研究を意図していることがあり、その目的は、その後の研究のために考えを展開するためであったり、何よりもまず手順を確かめるためであったりする。したがって、既発表の研究論文についてはそれらを参考にする前に、

何のために用いられたのか、そして個々の質をきちんと評価しておくべきである。

情報の評価、特に研究の評価は、かなり難しいように思われることがよくあるが、必ずしもそうとは限らない。本章では、臨床に用いることを前提にして研究を評価する時に考慮すべき事柄を概観していく。第5章と第6章は、質的方法と量的方法を個別に取り上げる。そして第7章ではミックスト・メソッドを検討する。

研究の内容を見分ける

貴重な時間を費やして読んでいる論文が、目の前の研究計画に実際に関係しているかどうかが早めに判断できるととても助かる。だから、最初に確認すべきは、その研究は何についてなされたものかということである（Lee 2006c）。コンラッドは、検索によって集中治療棟内と騒音という用語を含む要旨を見つけているので、その論文は役立つだろうと考えているかもしれない。しかし、実際にはその論文は集中治療棟内の患者を照らしている人工灯の影響に関するものかもしれない。要旨には、騒音と、昼夜を問わず使用される人工灯と睡眠の妨げは、すべて集中治療棟の人びとには健康障害になるということが書かれているかもしれないが、反対に論文は継続的な人工灯の効果を扱っているかもしれない。そうだとすると、どんなによい論文でも、コンラッドの目的とは無関係となる。

題名から、研究が何であるかがわかることもある。しかし、論文の詳細は最初の部分でたいてい述べられているはずである。研究の報告書が、当該論文が何であるかを示すのは調査の形態に影響される（Coughlan, Cronin and Ryan 2007）。報告書は、仮説、疑問、問題の提示あるいは意図の提示をしているかもしれない。仮説（調査で検証されることになるであろう暫定的解説）は量的調査で用いられるかもしれないが、しかしながら、量的研究の多くの完璧な優れた論文は、仮説を必要としないので仮説がないのである（第5章参照）。質的研究では、仮説は通常用いられない。そして、その研究が探求しているものを説明する言述はより一般的であり（第6章

参照)、「集中治療棟スタッフの騒音に関する探求」はその一例である。重要なのは、研究が言おうとしていることを確認することである。それによって、論文を読むかどうかを決めることができる。そして読み進めるにつれて、論文で示されていることと、研究が言おうとしていることが一致しているかを判断するのである。

先行文献研究

研究を行おうとするならば、自分が読んできた論文や、それがどのような影響をもたらしたのかを確認することは有益である。仮にコンラッドが、集中治療棟への騒音レベルが受け入れがたいほど高い傾向にあることを示す多くの論文を見つけたとしても、集中治療棟内の患者への騒音の影響についてのある研究で提示された文献が、騒音レベルは問題にならないとしているなら、コンラッドは研究者が、騒音は必ずしも問題にはならないということを示す偏った傾向にあるのではないかと考えてしまうかもしれない。彼独自の調査で集中治療棟の騒音に関して50の論文を手に入れ、その先行文献から研究課題に関して何の情報も存在しないということがわかる研究がなされていれば、コンラッドは先行した研究者たちがまじめに準備したかどうかとか、それゆえ、他の研究でもきちんと行われたかどうかを疑わざるを得ないであろう。

利用する論文の背景を確認することで得するのは、検索で見つけられなかった論文や学会抄録に出くわしたりすることである。まじめな研究にはかなわないにしても、他の人の文献調査を確認し、自分が主要な論文を網羅しているかどうかを確認し、補足的な論文を入手することも有益である。

方法論

第2章で述べたように、研究報告が用いたと述べているパラダイムと方法論は研究を特徴づける信念と、研究者が取り上げている事柄について述べるための最善のやり方が何であるかを示している（MacInnes 2009）。パ

ラダイムあるいは方法論は、研究テーマや課題に「一致」しているはずである。これによって、研究が目的を達成するかどうかに影響する（Astin 2009）。仮にある研究が、騒音レベルの上昇が集中治療棟の患者の心拍数と連動する仮説を論述するが、しかし質的パラダイムの内に収まるとか、あるいは質的方法論を利用すると述べているとするなら、コンラッドは1つの問題を警戒することになるかもしれない。質的研究は常に仮説検証を含むとは限らない。これは通常、事象の深層的な探求を提示することを目的とし、主観を受け入れ、結果の一般化を探求するものではない（Goodman 2008; Kearney 2005; Lo bingo-Wood and Haber 2005）。そのため、これら2つは一致していないように思われる。パラダイムと方法論は、その他の研究で採用されているアプローチに一致するであろう。もし研究が量的パラダイムに入るか、あるいは量的方法論を採用するとなると、研究課題、方法、分析、結果そして提言はその方法論に一致する。もしそれが質的パラダイムに入るか質的方法論を用いるというのであれば、研究課題、方法、分析そして結果が提示される方法は、その方法論に合致するであろう。

　方法論を明らかにすることで、また成果がどのように使われるべきかを知ることができる。たとえば、ある一定の介入が、所定の状況のほとんどすべての事例で効力を示す成果と見なせるかどうかである。これはちょうど、量的研究の事例が示されたりする場合や質的調査の場合のように、文脈によって、ある状況でも移行可能な深みのある洞察を可能にするのである。

　もし論文の初めの段階で、使われているパラダイムや方法論を把握できないとしても、あとでわかることになる。しかし、研究を提示している本人が、自分の方法論を把握していないなら、最後までわからないかもしれないし、結果や結論が自分にとって活用できるものかどうかの判断もできないだろう。

方法

　パラダイムや方法論は、研究が求めている情報がどのような種類のもの

4 研究を評価する

であるのかを明らかにしている。方法によって、あなた方の情報が集められた方法の実用性を明らかにする（Astin 2009）。しかるべき方法が用いられない限り、きちんとした情報は得られそうにない。コンラッドは、2つの集中治療棟での24時間にわたる騒音レベルをはかり、双方を比較している量的研究を取り上げている論文を見つけるかもしれない。用いられた方法が、音を測定しており、その時に発生している物事の映像を取り込んでおり、騒音レベルがその時に発生している事柄と一致しているとするならば、それらは納得し得る測定で、騒音を説明しているようにも思われる。そのために、その方法は研究者が求めている種類の情報を生み出したといえよう。

　研究で用いられている方法は、また方法論に適合しているべきである。もし研究が質的方法論を採用していると述べているが、しかし、その方法は「はい／いいえ」の選択式回答であり、それが統計学的に分析されるとするならば、その場合方法によっては方法論と結びついているものもあるが、多くの方法はその使われ方にしたがって異なった方法論に適合している。観察は、集中治療棟の騒音についての量的研究に用いることができ、記録した音と出来事ごとに対応させていくことができるが、詳細をさらに加えることはない。同時に、観察は質的研究でも用いることができる。研究者は、集中治療棟のスタッフの臨床を観察して、彼らの行為の詳細を記録する。そして、面接情報を組み合わせながら、スタッフが騒音をどう考えているのか、作業と騒音がどのように重なるのか、人びとの意図と無関係に作業が騒音レベルにどのような影響を与えるのかを見出すのである。

　研究において、「しかるべき方法」は1つだけ、ということはない。あるいは1つの方法で完璧だということもない。顔を合わせた面接は、アンケートによる調査よりも、もっと深いことまで話してもらえる良い方法だと見なされることがよくある。しかし、研究者の個性や意思疎通（コミュニケーション）の仕方は出会いに影響を与える。したがって、面接を使うことには賛成と反対の両方の立場がある。面接は情報を収集するよい方法である。しかし、研究方法の議論のなかで、研究者は自分が選択した方法の問題点について考察したかどうかが説明されなければならないし、ま

た問題を減じさせる手段も示されるべきである。データが収集された場所と時刻もまた関連する(Astin 2009)。もし夜勤のあと面接を受けたら、できる限り早く休みたいのであるから、細かな議論はしたいと思わないだろう。また、せわしい交代時間を割いて欲しいと言われたら、深い議論をする気にはならないだろう。こうした制約は不可避なものがあるかもしれない。しかし、研究者がこれらに注意をはらい、考慮するなら、この種の制約を克服することはできるだろう。

　方法に注目するなら、以下の点を確認していることになる。それらは、情報がどのように収集されているのか、それが収集のきちんとした方法なのか、情報収集の方法は研究者が求めている情報が見つかったことを示すのかどうか、そして、方法によって、明らかになった発見のいくつかは他の事柄（偏向と交絡変数[*]）によって影響を受けているかどうか、などである。集中治療棟の騒音が問題だといえないのは、分析対象になるような問題とは本当に思わないからではなく、自分たちが早く帰宅して休みたいからである。

標本抽出

　標本抽出とは、研究対象に誰があるいは何が含まれているのかということである。標本は研究の質に影響を与える。しかし、問題なのは「標本は適切か」なのではなく、「標本数は十分か」なのである。重要なのは、以下の点である。この標本からきちんとした種類で、信頼し得る質のデータを得たのだろうか？　もし、集中治療棟における患者の騒音経験を深く理解するための情報を面接で収集しようとするなら、100人の患者という標本数は心配事となる。大きな研究チームでない限り、面接調査は十分深くまで行えないだろう。そのため、標本数は十分大きくても良質なデータの収集はできないことになる。求めているのが一般化可能性ではなく、情報の深みであるために、質的研究は、基本的には標本数は少なく（McGrath

---

[*]従属変数と独立変数それぞれに相関する外部変数のこと。

and Johnson 2003)、「情報飽和状態（data saturation：これ以上集める必要がないという状態）」まで集めればよい（第6章参照）。質的研究においては10人の協力者がいれば、彼らの経験をある程度の深さまで探究できるので、いい数だということがいえるだろう。一方、もし量的パラダイムを用いて、「はい／いいえ」のアンケート調査によって、スタッフが集中治療棟の騒音を問題ととらえているかどうかを調べるなら、100人以上の数があれば十分であろう。そして10人の回答者であれば、意義ある統計的な標本数だとはいえないだろう。したがって、標本数だけを取り上げてもあまり意味があるとはいえない。むしろ、自分がしなければならないことにどれほどの数字が必要かということになる。

　数だけでなく、標本は関係する場所とか人びとの特徴にも関連してくる。もし、コンラッドが読んだ論文が、20人の集中治療棟のスタッフを「標本」としているなら、その標本には数だけでなく、看護師、医師、理学療法士、技術者そしてその他の関係者を含んでいる必要がある。これによって、コンラッドは研究されていることと、結果を適用できる対象を理解できるのである。研究者は標本として誰と何を対象とするのかについては、線引きする基準を用いて決めていく。この基準は、研究に含めるのは誰であり、何であるのかを決めるものである（Coughlan, Cronin and Ryan 2007）。集中治療棟の騒音についてのスタッフの認識に関する研究において、コンラッドが見つけた論文で対象となるのは、看護資格取得後6ヶ月以上であること、そして看護師以外のスタッフと、看護職群バンド7（49ページの脚注を参照）以上の看護師は含まないとなっているなら、結果の適用対象者は明らかである。つまり、看護資格習得後6ヶ月以上でバンド6以下である。

　研究協力者の抽出も重要である（Coughlan, Cronin and Ryan 2007）。他のすべての事柄と同じように、最も良いやり方は研究の種類によって決まる。量的研究は一般化可能な結果を期待している。そのため標本抽出はこれを可能にする方法で、確率標本抽出や無作為標本抽出と呼ばれる手法で行われる。対照的に、質的研究では一般化可能性を目指さない。むしろ、無作為標本抽出よりも、研究課題に関連してそれなりの知識や経験のある人びとを探す。彼らは研究者が求めている関心に、深みのある視点を提供して

くれそうだからである。したがって、標本抽出の最も良い方法は研究の目的と方法論に依存しているのである。以下では、方法の例を紹介する。

確率標本抽出

量的研究において、確率標本抽出は最も良い方法だと考えられている。それは本質的には無作為標本抽出である。ここでは対象となる母集団のなかの誰もが研究の標本として選ばれる可能性がある。したがって、得られた結果は誰にでも当てはめることができるはずである。標本抽出のパラダイムは、対象集団の人びとのリストであり、これから無作為に選ぶのである。

無作為標本抽出は様々な方法で行われ、研究課題や標本の有無にしたがって分けられる。これらには、単純無作為標本抽出（simple random sampling）、層化無作為標本抽出（stratified random sampling）、系統無作為標本抽出（systematic random sampling）、そして集束無作為標本抽出（cluster random sampling）がある。

非確率標本抽出

非確率標本抽出は、量的研究では確率標本抽出ほど評価されていない。しかし、質的研究においてはその評価は高い。以下のような事例がある。

有意的標本抽出

調べている事柄について最も包括的なデータを提供するという前提で、研究対象は意図的に選択されている。これは質的研究では採用する価値のある手法である。たとえば、あるテーマに深く個性的な洞察をしてくれそうな人びとが選ばれる必要がある（Astin 2009; MacGrath and Johnson 2003）。しかし、それは一般化可能な結果を求める量的研究では益がない。

雪だるま式標本抽出

最初の研究対象者（あるいは、対象者たち）が、次に対象になりそうな人びとを教えていくやり方である（Parahoo 2006）。これは質的研究では役

立つ。この方法では、調査者は特有の経験や考え方をしている人びとを探し出すのだが、他の人が当該の人物に面識があり、彼らが調査者にその情報を伝えていくが、特に他の方法では人物を特定しにくい時に役立つ。

恣意的標本抽出

　標本はその時に理解し協力してくれる人からなっている。量的研究においては、それは全母集団が選択されるとは限らないので、標本は全体として母集団の代表とはなり得ないという問題を生み出している。質的研究では、最善の対象とはならないことを意味する。この時得られる標本は、その場にいた人、ということだからである。この手法は、無作為に思えるが、研究という意味においてはそうではない。というのも、母集団全体がわかっていないし、研究対象になり得る公平性も確保されていないからである。

自発的標本抽出

　これは自発的標本抽出である。自薦の人びとが研究に協力する。母集団を代表するとは言いがたい。また関係する経験がある人びとが自薦するということでもない。

　ある状況では理想的な標本もあるが、理想的な標本をいつも得られるとは限らない。集中治療棟の騒音について人びとの経験を検討する研究にとって理想的なのは、特に騒音がある時間帯に集中治療棟にいたことがわかっている人を有意抽出することである。しかし、可能ではないかもしれない。代わりに、集中治療棟で治療を受けたことがある元患者に協力してもらう手もある。これはまったく支障がないし、おそらく実用本位的手法である。限界はあるが、研究の成果が使えないということはない。

　ある場合には、規模が十分に大きい標本が選ばれることもあるが、全部が協力してくれるわけでもない。抽出が研究協力を保証していない場合（質問紙が名簿上の人びとに送付される）とか数が問題になる場合には、結果が有効だと考えられるためには、少なくとも過半数の協力あるいはちょうど半分の回答率が必要である（Polit and Beck 2006）。コンラッドが見

つけた研究で、集中治療棟の関係者にアンケートを送付し、受け取った全員が騒音に関心があったという結果を示しているなら、信憑性はきわめて高いといえる。しかし、回答率が25％であるなら、疑問が残る結果となる。関係者の75％が無回答の理由がわからない。彼らは、騒音についてはっきりとした意見を持てないのかもしれない。とすると、回答してくれた人びとの多くが同意してくれていても、実際は騒音削減に幅広い支持が得られているとは限らない。

倫理的考慮

保健医療分野での研究倫理は、この領域の倫理と違わない。それらは、善行、無加害原則、自立の尊重と公平の確保（Beauchamp and Childress 2001）である。研究倫理の主要な要件は、当該研究がこれらの基準を満たしているかどうかである。しかし、人が生きていく上で、万人のためになり、誰にも不都合を与えず、自律のあらゆる面を尊重し、完全に公平であるということが可能である状況はほとんどあり得ない。1つの調査から生じる唯一可能な不都合とは、面接に参加することに同意する人びとが自分の時間を犠牲にし、面接を躊躇するかもしれないということである。とはいえ、そうした不都合は常に起こりうる。研究はすべて倫理的健全性を確保するべきである。しかし、得られるものと害の均衡、そして倫理的なことと倫理的でないことの線引きは必ずしも容易ではない。

不都合という点で問題なのは、研究協力者が実際の、あるいは潜在的な物理的不都合、不快感あるいは心理的な抑圧にさらされるかどうかである（Coughlan, Cronin and Ryan 2007）。これらを意識しているかどうかは彼らがインフォームド・コンセント（事前同意）を経て、知識があるならば、調査者が不都合のリスクを最小限にするための適切な対応をしているかどうか、不都合が本質的に受容範囲内であるかどうか、個人あるいは社会にもたらされる利益が、研究協力者への潜在的負担を上回るかどうか、常に考慮されねばならないのである。というのも、研究協力者に、事前に面接中に動揺したり、うろたえたりする危惧が存在するとしても、受容可能であ

るようになされなければならない。そうした状況に陥る可能性に気づいたならば、研究者は、その種のリスクを最小限にするように努めなければならないし、こうした気持ちを経験する研究協力者を支えるための対応をしておく必要がある（Whting 2008）。

　研究倫理で考慮すべきもう1つの点は、自律と研究協力者のインフォームド・コンセントに関わっている（Coughlan, Cronin and Ryan 2007）。インフォームド・コンセントとは、研究目的、自分たちが求められていること、研究に協力することにどのような利益とリスクがあるのか、結果がどのように使われるのか、などを研究協力者が理解していることである。インフォームド・コンセントは、研究協力者が病棟関係者、患者の肉親、健康なボランティアであろうがなかろうが、研究に関係するすべての人びとを対象にしている。つまりコンセントとは、研究協力者が、報復される心配や参加協力継続への圧力もなくどんな時点でも任意に研究協力をやめることができる限り、両面兼用の手続きであるべきである。時にはインフォームド・コンセントが保証されていないこともある。たまにだが、これは正当化されることもある。そうした決定の理由は、明白で確信的なものでなければならない。また研究協力者に弱みがあることにも特別の配慮が必要である(たとえば、少数派であるとか、学習障害があるなど)。しかし、基本的な原則としては、研究参加へのインフォームド・コンセントは正規の団体から提案されるべきである。

　研究協力の同意を得る時には強制してはいけない。それには地位、権力の乱用、報奨金などが含まれ、意思に反して参加するように個人を説得するようなことはするべきではない。報奨的動機づけは必ずしも間違っているとはいえない。それは、参加しないと報復を受けると思わせるような強制とか、インフォームド・コンセントの過程のどこかで、報奨的動機づけの利益を協力者が無差別に重視してしまうかどうかによって決まる。新薬検査は健康なボランティアで行われるし、彼らは協力することで報酬を得られるという広告に応えている。つまり、彼らは金銭的報酬を得ているが、個人的に強制されて研究協力しているのではない。一方、もしクリスマス当番の人に、クリスマス休暇に家族に会いに帰省したいのなら研究協力を

するようにとの依頼がなされたとすると、それは強制となる。

　自律の尊重には、協力者の身元が部外秘とされ匿名化される配慮を含む (Coughlan, Cronin and Ryan 2007)。部外秘とは、個人の身元が研究の情報から連想されないこと、これらの情報が公的に漏洩されないことを意味する (Polit and Beck 2006)。匿名性は、研究協力者を特定できないこと、研究者も個人と資料を結びつけられないことを意味する (Burns and Grove 2005)。顔を合わせて行われる面接（インタビュー）は、匿名性を確保できない。これは調査者が研究協力者は誰であるかを知っているからである。データがこの会話から生まれ、個人名は伏されて、記録、原稿そして分析の過程で「協力者1」とコード化されなければならないが、研究者は協力者1が誰であるか、そして彼らに会ったことがあるのかを知っている。これによって面接が非倫理的だということはない。しかし、研究協力者は、自分たちの個人情報を知っている人と、知らない人がいること、そしてどのような情報がそれらの人びとに提供されているのかを把握しておくべきである。つまり、部外秘あるいは匿名性である。また、研究協力者は、提供する資料がどのように扱われるのかを知らされるべきである。なぜなら、いったん公になると、実名が使われていなくても、面接での会話を引用することで個人が悟られてしまうことがあるからだ。集中治療棟の担当者の一人が、自分の担当部署で研究を行い、騒音レベルについて同僚に面接したとする。研究が出版公開されると、名前が伏せられていたとしても、引用文から誰の発言かを他の担当者が判断できる可能性が高いのである。

　研究誌の研究報告が、これらの複雑な事柄まで探求することはあり得ない。あなた方が読んでいる研究が、倫理委員会とか倫理調査委員会に認められ、監視されているかどうかを確かめておくのは良い考えである (Coughlan, Cronin and Ryan 2007)。研究が倫理委員会に認められることは、研究誌が出版を認めている程度以上に、倫理要件を重視する役割の集団によって、倫理的配慮が議論されていることを意味する。読んでいる報告が、実際に検査とか臨床評価であるなら、倫理委員会の承認を得ていないかもしれない。しかし、現場の監督委員会の承認とか、類似した基準は満たしていることだろう。第2章で論じたように、研究と検査そして臨床評価

の区別は必ずしも明確ではないが、倫理的原則は研究だけでなく、すべての実践に適用されるべきである。検査も臨床評価もまた保健医療の倫理的義務を充足させねばならない（Wade 2005）。しかしながら、その段階では、研究に対するのと同じような組織があるわけではない。

分析

　研究において示された結果を使うかどうかを決める重要な要素は、収集された情報がきちんと分析されているかどうかである。そうでないとすると、どれだけ真面目に収集されたとしても、結果はいい加減で、結論や提言はおそらく採用に値しない。何はさておき、データがしかるべく分析されているかを確認することが第一である（質的分析は質的過程で分析されているか、量的分析は量的過程で分析されているか）。もし、調査法として集中治療棟スタッフとの面接を使って、コンラッドが質的研究を見出すならば、彼はデータ分析の方法が、語られたことの意味の理解を検討する不可欠のものとなることを期待するだろう。この方法では面接の記録をコード化して、類似しているものを範疇(カテゴリー)に分けていく。統計的な検証や結果を表にすることはない。一方、量的データ収集による報告を手にする場合、数的あるいは統計的検証が期待されるだろう。次に考えるのは以下の点である。用いられた分析法は正しいのだろうか？　たとえば、しかるべき統計的研究が用いられているのか（Coughlan, Cronin and Ryan 2007）。量的、質的データの分析過程は、第5章および第6章で取り上げる。有意義な結果を得るためには、きちんとしたデータ分析が行われなければならない。

信頼性と妥当性

　信頼性と妥当性とは、研究結果が実際に真実であるかどうかに関わっている。
　信頼性は、異なる環境でも、他のものが何も変わっていないという前提

であれば、任意の検証、過程あるいは道具は類似した結果を生むかどうかということである。つまり、測定されているものはきちんと測定しているか、ということである（Roberts and Priest 2006）。妥当性は、測定していると考えていることが実際測定しているものにどれほど近いかということである（Roberts and Priest 2006）。量的研究において、統計学者は、様々な研究過程で信頼性と妥当性を測定する手順を考案している（Roberts and Priest 2006）。質的研究では数学や統計学は用いられないので、この手法が当てはまらないのは明らかである。質的調査を行う研究者には、信頼性と妥当性に関連する概念のいくつかは受容されていない。これは、感情とか経験への対応は移り変わりやすく、経験というのは個人的で状況的であることを前提としているからである。質的研究の示す基準が開発されているし、信頼価値の概念によって、信頼性と妥当性が代用されることもしばしばである（Lincoln and Guba 1985）。しかしながら、いまの質的調査法では、すぐさま一般化可能だということを確信させるにいたっていないという議論もある（Jootun and MacGhee 2009）。これは第6章で論じる。原則として大事なのは、研究評価において、それが体系的にそして骨太になされているのを確認することである。

結果と明らかになったこと

　研究から導かれた結果を使うためには、それらが何であるかを知っておく必要がある。もし、批評を書くためではなく、研究を実践に使いたいのであれば、どのようにしたら結果を巧みに示すことができるか気にする必要はない。しかしながら、結果が明示されていないならば、読む気にもならないし、わからなくなる。そのため、理解できないのは自分だと誤って思い込み、結論や提言の章まで飛ばし読みしてしまい、その研究はあなたがそういう読み方をしてもよいと言っていると思い込んでしまうかもしれない。それが実状であれば、その時、実践を変えるために研究を利用すべきではない。結果／明らかになったことと結論を読み、研究者が提言していることが、研究者が発見したことと一致することを確認すればいいだけ

である。

　時として、研究報告書のなかでは、まず明らかになったことを提示した後（あるいは組み合わせて）論じることもある。これによって、明らかになったこととその含意を説明し、探究し、このテーマについてすでに知られていることと結びつける。研究報告から結果を利用する（あるいは利用しないにしても）自信を感じるために、結果と結論の2つの章は読む必要がある。論文のなかの議論と調査者が研究の過程で解釈した理由が詳細に説明されているからである。結果を理解できない場合、その研究を利用するべきではないだろう。

結論と提言

　研究で提示された結論と提言は、明らかになったことへと明確に結びつけられている。コンラッドが、集中治療棟での最大の騒音は昼間に新しい入院患者が運び込まれてきた時だと結論している研究を読んで、論文内での提言が夜間の騒音を減らす努力をするべきだとなっていると、彼は驚くことだろう。皆が就寝している時間であるから、意味のないことではない。しかし、これは研究結果として使うべきではない。

　結論と提言はパラダイムあるいは方法論に合わねばならない。コンラッドは、新たに担当となった看護師が集中治療棟の騒音に気がついているかどうかを調べる研究を読んだ。この論文では、騒音を確実に下げる具体的な提言をすることに適さないだろう。この論文は、その場での実践を開発するための考えは示してくれるが、論文そのものが最初から何かを証明しようというものではないので、明確な成果を保証することはできない。ところが、もし量的な研究で、種類の異なる使い捨てごみ入れを利用すると騒音を減らせるのではないかという疑問から始まっている論文を読んでいたとするならば、研究は、たぶんある種の確信をともなって、集中治療棟に最適のごみ入れを提言することになるだろう。

研究は応用可能か

　研究を実践に用いるかどうかについての重要なことは、研究が自分の領域で応用できるかどうかを確認することである。これは、この研究がどこで誰となされたのかを確認し、研究グループの結果が、自分が利用したい部分にどの程度適しているかを決めることでもある。研究報告は十分な情報を提供して、それが主唱するように活用できるかどうか、状況が必ずしも同じではないからと逡巡しながらも、注意して応用するべきかどうかとか、あるいは違いすぎるので利用できない、などを読者に考えさせるべきである。

既存のパラダイムを使っての研究評価

　研究の質を確認するために知っておく必要があるものを覚えておくのは大変である。むしろ覚えておくべきなのは、指針を得られる道具や、見逃しがないようにすることである。利用できるいくつかの道具がある。そのうちの1つは、「評価技術プログラム（Critical Appraisal Skills Programme: CASP project）」である。

　実践に利用できる研究評価において考えた事柄を巻末の付録1に簡潔に示している。そのなかの重要な点は、第5章、第6章そして第7章で議論している。道具を使う上で重要なのは、自分が調べたい研究に適切であるかどうかである。道具はあなたにとって有用でなければならない。研究を複雑にしてしまうのではなく、役に立たないのに使わねばならないと感じてしまうものではない。また自分の研究目的が、研究の実践利用なのかどうかを心に留めて道具を使う必要がある。確認項目の一覧には「先行研究の検討は役に立ったか」とあり、あなたの答えが「否」であっても、読んだ研究の他の部分が明確で、焦点が合っており、きちんとしているなら、そのなかで示されている、研究が明らかにしたことを使いたくなるかもしれない。同じように、「結果の提示は明確であったか」という質問に対し

て、答えは「否」だったとしよう。それでも、1時間もかかってそれを理解し、筆者の文体が理解しにくかったとしても、結果は正確で有用性が高い場合、その利用を考えるべきである。

> **まとめ**
>
> 　研究を実践に用いるための評価目的は、研究が目的を達成しているかどうか、情報の収集の仕方、分析法が適切で体系的であるかどうか、納得がいく倫理基準が維持されているか、成果と結論が研究の結果に即しているかどうか、それは自分の実践に関連しているかどうかを確認することである。量的方法、質的方法、ミックスト・メソッド（混合研究法）において、これらがどのようにしてなされているのかを、以下の3つの章で検討していくことにする。

参考事例

　オナーは地域看護師として働いている。この地域は老齢者人口が比較的高い。オナーは、認知症の高齢者を、多くの場合家族が世話をしていることに気がついた。しかしながら、その家族が必ずしもきちんと支援されていない。そうした家族へのサービス提供を開発していきたいと思い、方向性を見出すための研究を探し、2つの論文を見つけた。

論文1

題名：認知症と生きる　　介護者の視点から

研究目的：認知症をともなう親を介護している人びとの経験を考察する。

方法論：論文は「解釈学的現象学のアプローチを使って、認知症の親を介護している成人の生の経験を考察する」。

方法：方法は、「介護者との綿密な面接によって、調査者は、協力者に自分の親（父あるいは母）の介護経験を語ってもらう」。協力者には2度ずつ面接を実施し、最初の面接は2回目のための準備の意味があった。各面接は、ほぼ1時間かかった。面接は録音され、逐語書きにされている。調査者はフィールドノートをつけ、面接や、面接中のやりとりの心の動きを補完的な資料とした。

標本：5名の女性が面接に協力した。全協力者が、両親（両方あるいは父母の片方）の近隣に独立して暮らしていた。親は独居か、パートナーと同居していた。研究はイングランドで行われた。研究に先立って、認知症の親の介護をしていることがわかっている人びとに研究協力依頼の文書が送付された。

倫理的承認：英国保健サービスの倫理委員会からの許可を得た上で、すべての研究協力者からはインフォームド・コンセントを得た。

資料分析：面接と先行研究文献の主題（テーマ）分析を行った。調査者がすべての分析に関わった。

結果：主要テーマは以下の通り提起された。見えない作業、開放される時間がない、感情的な要求、矛盾する要求、雇用、介護から解放される時間が短い、理解と支援、サービス提供。これらは、主張を説明、明確にする引用文によって裏づけられた。文字化された資料は匿名になっていたが、引用文は5人の研究協力者のものであった。

結論：認知症の親の介護をしている成人は仕事の負担がきちんと認められていないと感じた。一息つく時間がほとんどなく、介護から開放される短い時間は主に介護施設に通っている間であった。介護者自身の家庭の負担と親の負担をこなすことは非常に難しいので、介護者は休息できずに疲れ果ててしまった。その上さらに「介護奉仕に対する戦い」という負担が加わった。それは介護奉仕の計画を立て、持続にかかる時間に対する失望感や、自分たちの貢献が介護奉仕提供者によって認められることもなく、評価されることもないのではないかという不安であった。自分たちがやっていることは、気持ちの上では消耗感

が強く、実際に身体的な介護を求められていなくとも、いつも「呼び出されている」感があり、親の安全や健康が気になっている。このことは、自分の健康や雇用に影響を及ぼすことがありえた（親の絶えず変わるニーズのために、彼らは当てにならない被雇用者になってしまった）。加えて、介護している親の子という立場と介護者という2つの役割が精神的な重荷になりえた。

評価

題名：主題は関連しており、題名は論文を反映している。

方法論：解釈学的現象学は質的方法論であり、この方法論は個人の経験の深い部分を考察するのに適切である。

方法：綿密な面接は、質的研究と本主題に適切な方法である。研究協力者が面接を先導したので、彼らにとって重要なことは議論されていた。このことは、全員が同じことを尋ねられていなかったし、同じことを議論してはいなかった。しかし、質的研究においては、その目的は関連する潜在的個人データを集めることである。主観的、個人的経験に主眼が置かれている。そのため質問をし、議論されていることに柔軟性が必要となる。各研究協力者に2回ずつ面接を行うならばデータの開発と積み重ねができたであろうし、1回の面接よりもデータがより綿密になっているはずである。面接が構成されているか、半構成だったか、構成されていないかについては議論されていない。しかし、それらは明らかに高度にそして硬直化したように構成されていなかった。なぜならば、面接は研究協力者を優先して実施されていたからである。面接はおそらく半構成化、あるいは構成されていないものであった。そして、どちらの方法も質的研究には適している。

　面接がどこで行われたのかは述べられていなかったが、データに影響があったかもしれない。たとえば研究協力者の自宅で実施されたのであれば、不便さもさほどではなく、もっとくつろげていただろう。調査者と研究協力者の間にある明らかな力関係の差も減っていたことだろう。

　調査者は、フィールドノートを利用し分析しデータへの影響を慎重に考慮している。これは質的研究においては普通に行われていることである（詳細は

第 6 章参照)。

標本：研究協力者の数は多くなかったが、これは綿密なデータ収集ができるので、この方法論には適している。研究協力者は全員が女性で、あえて言うなら、このことが研究の適用できる内容に制限を与えている。しかし、臨床での利用においては本研究の情報を利用するのに問題はない。介護奉仕者の標本が使われているように思える。認知症の親の世話をしている名簿上の人びととの全員が招待された。研究には誰が協力してくれても構わなかった（どのようにしてこのリストが作成されたのかははっきりしていないが）。自発的に協力を申し出てくれた人たちが協力者となった。こう言うと、特別な洞察力や経験がある人びとは含まれていないように見えるだろう。なぜなら、こうした人びとは自発的には協力を申し出ないからだ。しかし、協力者たちは有益な見方を提示してくれていた。自発的に申し出てくれた人びとは主題に関心があり、提供できる情報があった。

倫理的承認：倫理委員会の承認が得られ、報告書は、研究協力者からはインフォームド・コンセントを得たこと、また情報が部外秘であることが確約されていることが述べられている。研究協力者は、研究対象となることを辞退できたことを知っていたかどうか、また明らかになったことがどのように用いられるのかを知っていたかどうかは言及されていない。

データ分析：主題分析は適切なアプローチであり、質的データ分析には認知されている手法である。

結果：結果は展開されたテーマの副題のもとで提示された。引用文は、それらが関連する主題の意味と呼応しているようである。研究協力者たちからの引用はすべて用いられており、示された一連の見解は調査者が記録している。

結論：結論は明らかになったことに関連している。臨床への特別な提言は行われていない。本研究はオナーがサービス開発のために考慮すべき有益な知見を提供している。しかし、特別な提言は示されておらず、研究のなかで示された見解は、オナーが発展的に利用できる識見を示している。質的研究の意図は一

般化可能な発見をするというよりも、臨床の指針となる見方や理解を提供することにある。本論文はそのように用いることができる。

論文2

題名：認知症介護におけるストレス要因

研究の目的：本研究の目的は、認知症の肉親の世話をしている人びとにとって何がストレス要因になっているかを確定する

方法論：記されていない

方法：本研究は、質問紙を用いた認知症の肉親を介護している人びとにとってのストレス要因を同定することである。質問紙を作成したのは地域で働く3人の看護師グループで、彼らは認知症介護サービスを開発し、2人の介護者を通して事前調査を行っていた。質問紙は2部で構成されていた。1つは介護者へのストレス要因と思われるものと関連し、もう1つはストレスを減じさせるものに関連していた。両方の部門とも、回答者に自分たちの考え方に近いものを4つの選択肢から選んでもらうようになっていた。第1部では、人びとが選択するように求められた4つの項目は、ストレスが非常にある、ある、あるともないとも言えない、そしてまったくない、であった。そして第2部では、潜在的なストレス発散に関する項目である。かなり、少し、まったく、そしてより多くストレスになっている、の4項目であった。質問紙には30の質問項目があり、各部につき15の質問があった。

標本：質問紙は認知症の肉親の介護をしていることが知られている57人に送付された。氏名や住所がどのようにして入手できたかははっきりとはしていなかった。研究は英国の大都市で行われた。回答率は80％を達成していた。

倫理的承認：研究では、倫理的承認を得ているかどうか明示されていなかった。研究は、進行しているサービス開発計画の一部であると述べられていた。

データ分析：論じられていなかった。

結果：結果は、質問紙の各項目に対してストレスの高い順に示された。ストレス要因の最高は、4段階の評価のうち4で、最もストレスが多い。以下、助言や情報の食い違い（3.6）、保健医療と社会保障サービス間の橋渡し（3.5）、身内の安全の心配（3.4）、途切れない要求（3.3）、金銭問題（3.0）となる。逆に、ストレス発散要因のうち最高評価は、主要担当者が中心的橋渡しとなる（3.2）で、以下、当てにでき予定が立てられる「世話役」のサービス（3.1）、金銭に関わる助言（3.0）、そして当てにできる休暇（2.7）である。

結論と提言：結論は結果に呼応していると思われる。研究で明らかになったことと、これがサービス開発計画の次の段階になると述べられている点で、進展する支援の重要な領域の青写真を示した。

評価

題名：論文の題名と目的からは、この研究はオナーが求めていることに関連しているはずである。題名は研究していることに合致している。

方法論：方法論は述べられていない。この研究が大規模に展開しているサービス開発計画の一部であったために、もともと研究とは認められていなかったかもしれない（そうなら、倫理委員会承認がなされていないことにも説明がつく）。データが生み出され分析された方法は、量的パラダイムと合致している。そしてこのアプローチが一貫して採用されている。方法論のみの言及はないが、本研究が論理的かつ一貫した様式を踏まえているのであれば、この研究は過小評価されるべきではない。

方法：質問紙は、この対象集団の見方を確認するのに適した方法である。個人の経験を深くまで理解できる手法ではないが、サービスがどれくらい改善され、進展しているかを明らかにするには有益である。

　研究は、ストレス要因という観点から調べることが事前に明示されており、それ以上の情報を付加する回答の余地はない。したがって、研究班が想定して

いない、ストレス解消あるいはストレス増幅項目は含まれていなかった。基準となる項目が先行研究あるいは文献から得られていることは示唆されていなかった。サービス利用者が、質問紙作成に関わったふうには思えない。そのため、いくつかの主要問題点は削除されたかもしれない。しかしながら、質問紙作成には3人の専門家が関わり、2人のサービス利用者に事前に試行された。このことで、質問項目はストレス要因を調べるのに有効であり、主なことは欠けていなかったことが示されている。質問紙での文言を皆が同じように理解するかどうかは、疑問が残るかもしれない。しかし、事前試行によって、このことはある程度克服されたようだ。

回答での評価格付けは、「極端な回答」バイアス（回答者は、中間ではなく極端な回答をするかもしれない）と、消極的なバイアス（質問項目に同意する傾向）を生み出すので問題がある。それでも、対象集団の大概の見方を測定することができる。

標本：標本はこの種の研究にしては、比較的少なかった。しかし、これはこの計画については最大限の数字あるいは、任意のサービスについての数だったのだろう。標本抽出法、質問紙配布の仕方は、論文では明示されてはいなかった。標本は、集団の全構成員、知られている人びとの数、あるいは便宜的な標本数であるかもしれない。標本に関するパラダイムは不明であっても、研究の有用性は損なわれていない。しかし、一般化可能性には影響がある。高い回答率は失効しているデータがほとんどないことを示している。研究対象となった集団はこの調査を重要な主題だととらえていることを示しているのかもしれない。しかし、研究協力者は回答することを義務だと考えていたかもしれない。特に、彼らが、取り上げられているサービスを利用している場合には、そうである。そして、このことによって、義務感が回答に影響を与えているかどうかということが問題になってくる。

データ分析：データ分析過程は論じられていない。しかし、記述統計（第5章参照）が用いられている。この手法は結果の一般化の範囲を限定するが、標本数と研究デザインには適切である（研究はもともと地元との臨床発展の方向づけを意識していると思われる）。平均値が評価尺度として利用できるかどうかは議論の余地がある。第5章ではこの点を詳しく論じる。しかし、序数で表さ

れたデータ（データは順序づけられているが、満足度についての1から4のような評価のように相互に等距離的な価値があるとは限らない）と名目（名前は持っても数的価値づけがなされていない）は平均値を示していない。というのも、たとえば、ストレスがある、非常にストレスがあるの「平均」は、4と3の2つの数字の間の平均のようには存在しない。評価値に平均値を用いることを受け入れる人もいれば、それを受け入れない人もいる（Blaikie 2003; Jamieson 2004）。一般的にいえば、序数を使って格付けされた結果が平均値で示されている場合、成果が正確な厳密なものとしてたよりにすることのないように注意を払うべきである。これは、オナーの意図する臨床での実践開発に、研究報告の結果が用いられないというのではない。特に、数値が傾向をきちんと計らないようにされている場合にはそうである。正確さを当てにするのは避けるべきである。

明らかになったこと：認知症の肉親の介護をしている人びとは何がストレスを起こしているのか、何が有用で、それぞれの問題あるいは要因がどれほど重要であるのかについてのヒントを与えていることがわかった。

結論：結論と提言は調査結果に一致し、これらがそれぞれの臨地実践の開発にどのように利用できるのかを示唆している。この研究から明らかになったことが、調査を行った臨地実践以上に一般化できるとはいえない。

　全般的には、この研究には限界がある。しかし、それは本来間違っているというわけではない。研究は、明らかになったことを一般化できることを求めていない。研究は調査対象となった臨地実践の向上を意図しており、その文脈で参考になされるべきである。この研究が「研究」「サービスの評価」あるいは「サービスの開発」のどれを意図しているのか（第2章参照）ははっきりしていない。しかし、重要な問題は、そのラベルではなく情報の質なのである。この研究が、サービス開発計画の一部であることから、オナーに実践開発のヒントを提供するのに役立つであろう。また、オナーが関係するチームに連絡をして、彼らと協力しながら、自分のサービスを改善するための可能性を議論するのにも有益である。

　このように2つの論文をまとめて検討すると、これらの論文ではいくつかの

共通する結果があり、これらはオナーに、1つの研究だけでは得られない重要な示唆を与えているといえるだろう。

5 量的研究を評価する

> **設定**
>
> ジョーは、青年期対象の精神保健病棟で働いている。ここには多様なニーズや診断を受けた若い人びとが入院してきている。彼女は、治療を受けるすべての若い患者の初期アセスメント（査定）に適したツールを探している。彼女は関連すると思われる、いくつかの量的研究論文を見つけた。そして彼女の現在の任務は、それらが仕事に役立つかどうかを評価することである。

量的研究の原則

先日、英国で全人口の 94％ が現在の経済状況を心配しているという結果が発表された。誰も私に質問はしなかったが、私も国民なのであり、このことは本当に正確なのであろうかと思う。

量的研究の意図は、全人口に適用することができるエビデンス（証拠）を生み出すことである。しかしふつう、現実的には、全人口を調査することはできない。そのために、人口の標本（サンプル）が用いられ、集められたデータに統計的テストが行われ、全体の母集団に適合するかどうかについての予測を行う（Thomas 2005; Windish and Diener-West 2006）。だから、

最初に私の意見が取り入れられていなくとも、国民の見解を明らかにすることに問題はないのである。

量的研究が有用な実践状況

量的研究が有用なのは、ある程度の確信をもって全体の母集団に適用できるかどうかを明らかにするという意図がある領域である（Thomas 2005; Windish and Diener-West 2006）。新薬、介入、スクリーニング（審査）過程やアセスメント過程を検査するのにしばしば用いられる。それは、ジョーが求めている種類の情報には有用な手法であろう。なぜならば、ジョーは、どの担当者でも採用することができ、彼女が担当する病棟では入院してきた理由や入院しようとしている誰に対してでも用いることができるアセスメントの道具を見つけたいからである。

研究課題と仮説

量的研究は、（常にというわけではないが）しばしば仮説を用いる。仮説は変数間の関係性についての表明である。そして、それは調査の結果を支持したりあるいは支持しなかったりする（Parahoo 2006）。「ツールAは10代の若者の感情状態のアセスメントを改善する」という仮説があるとする。そこでは、ツールAの使用と10代の若者の感情状態の関係に言及している。研究が何を示すのかによって、仮説の是非が明らかになる。仮説が証明されているのではなく、支持されるのは、母集団のすべての個人と考えられうるすべての必然性が必ずしも説明されないこと（たとえば、国家財政に関しての私の価値ある意見が除外されている）である。

通常、仮説を1つ含む研究は、実際には2つの仮説がある。1つは対立仮説（通常単に仮説と呼んでいる）で、もう1つは帰無仮説である。これらの2つは同じ事柄に関係しているが、仮説は関係性や効果を述べるのに対し、帰無仮説は効果がないことや関連性がないことを述べる（Ren 2009; Thomasu 2005; Windish and Diener-West 2006）。ジョーは、次のような帰無仮

説が記載されている論文を見ているかもしれない。「ツールAは、10代の若者の感情状態のアセスメントに影響を与えない」(ツールAと改善された査定との間には何の関連性もない)。これに対応する仮説は、「ツールAは、10代の若者の感情状態のアセスメントを改善する」(ツールAと改良されたアセスメントとの間には関連性がある)である。

　通常、両方の仮説が必要である。なぜなら、統計的検定方法が有効なのは、帰無仮説が否定されることにより他の仮説が支持されるからである (Ren 2009)。そのため、検定され、支持あるいは棄却されるのは帰無仮説で、それにともなって(正反対の)仮説が支持されたり、あるいは棄却されるのである。

　多くの量的研究は仮説をともなっている。試験的研究も通常仮説を用意しているが、必ずしもすべての量的研究がそれを必要とするとか、するべきであるというのではない。変数間の因果関係や、常軌の想定を超えているものを示したりすることを目的としない研究であれば、研究の目的、研究課題や疑問を示すだけかもしれない。ジョーは、担当者たちが任意の査定ツールを有用だと判断しているかどうかについての研究を見つけるかもしれない。これには仮説は用意されていないかもしれない。なぜならば2つの変数間の関係性を示す意図はないからである。にもかかわらず、それには、多くの保健医療従事者たちが、そのツールを有用あるいは役に立たないと考えるような事柄が数量化されたものを含んでいるかもしれない。

　確認しなければならないのは、研究がその意図を明確かつ適切に表明しているかどうかである。もし仮説があるなら、それが正反対の帰無仮説を用意しているかどうかを確認しなければならない(いくつかの研究は、帰無仮説が用いられている時にさえ仮説のみを報告している。もし帰無仮説が述べられていなくても、必ずしも研究を過小評価する理由はない)。

研究デザインと方法論

　ほとんどの量的研究は、大別すると2つの研究デザインに分けられる。それらは、実験的研究と観察的(記述的とも呼ばれる)研究である

(Windish and Diener-West 2006)。

実験的研究

　実験的研究においては、ある種類の実験が用意されていることは驚くべきことではない。実験的研究は、ある任意の事柄を検証したり、ある事柄を他要因から切り離すことが意図されている。つまり、見つけられた効果は検証されているすべての事柄に対する結果であって、他の事柄に対するものではないというのはきわめて確かである。実験は常に仮説あるいは帰無仮説が必要となる。というのも、研究者は、検証されていることと、ある結果との間に関連性があるかどうかを示そうとしているからである。実験は、多くの方法でなされている。たとえば、実験室、新薬あるいは新しい介入の導入、新しい査定ツール（ジョーが関心を持っていたような）そしてその他ありとあらゆる事柄である。

　実験は対照群（コントロールグループ）を含むかもしれない（介入がまったくない群、あるいはもし実験がないとすれば経験したはずの介入である）（Parahoo 2006）。ジョーは、実験対照群ではツールが用いられ、対照群の若者がツールを用いないで査定されている実験を見出すかもしれない。理想的には、対照群と介入群（インターヴェンショングループ）は、年齢、性別そして診断といった主要な要素で可能な限り相対するべきである。このことで、実験の介入による相違よりも、各群の個人の特徴によって生じている群間の結果の明白な相違が、発生の可能性を減じさせることになる（Prahoo 2006）。新しいツールを用いた群と用いていない群との比較研究において、前者が男性で後者が女性で構成されている場合、ツール使用の影響は明らかだろう。なぜならば、ツール使用というよりも、その群が男性で構成されているからである。

　介入群と対照群が設定されている場合は、どの群に加わるかを決める理想的な方法は、研究協力者を無作為割付けすることである（Prahoo 2006）。これは、研究協力者の群分けの偶然性が平等であることを意味している。査定ツールを用いた効果を比較する実験的研究では、研究協力者はツール使用対照群と使用しない群に無作為に割付けられるだろう。無作為割付

けの方法は、最初の人物が対照群に分けられると、2番目の人は介入群で、3番目は対照群へ、というものである。3番目の人物が、対照群に選定されるけれども、これはその順番の人が対照群に入るという事実を除けばなんの理由もない。もし彼らが1時間早く着き2番目に選ばれたとしたら、彼らは介入グループに入れられる。

　もし研究者が、誰がどの群に入るかを選択したならば、選択にはバイアス（偏向）がかかることになる。たとえば、実験実施者が、新しい査定ツールで利益を得られると感じている「困難な」事例や人びとを介入群に分けるというようなことである。割付けが無作為であれば、この種の可能性は避けられる。これによって、ツールを用いて査定した人びとに何かが生じたなら、それは利益を得られる可能性が最もある人びととして選ばれたからとか、他の理由ではなく、査定ツールを用いたから生じる可能性が増えるのである。

　実験的研究の一般的な例は、無作為化対照試験（Randomized Controlled Trial: RCT）である。それは、人びとが無作為に任意の介入を受ける（あるいは受けない）という実験である。対照要素は、介入群（介入検査を受けている人びと）だけでなく、比較（対照）群も偽薬（プラセボ）投与や治療を施したり施さなかったりする対照群がある。

　時々、実験において「盲検」（ブラインディング＝目隠し実験）という用語が用いられる。目隠し実験とは、研究協力者は自分がどの実験群に属しているか知らないことである（たとえば、彼らは新薬を投与されているのか、偽薬を受けているのかを知らない）。これは、治療を受けていると信じることで「調子がいいと感じる要因」のような、投薬されていないと知っている被験者がいることで明らかな影響が出る可能性を除去することで、結果の正確さを増幅させることになるだろう（Lee 2006）。単純盲検（シングル・ブラインド）が用いられるのは、研究協力者はどの群に属しているかを知らないが、研究担当者は研究協力者がどの介入を受けているかを知っている時である。これが意味するのは、研究担当者は協力者を個別に治療できたり、協力者に彼らが属している群をほのめかしたりできることである。ただし、研究結果に影響を与えるかもしれない。これを克服

するために、二重盲検（ダブル・ブラインディング）も用いられるかもしれない。これは、実験に関わる研究者も研究協力者も、自分が所属しているのが介入群か、対照群なのかを知らない。しかしながら、このやり方は、成し遂げることはしばしば困難である。ジョーが読んでいる研究では、若者のグループは、ツール使用と不使用に無作為に割付けられているかもしれない。この研究において盲検は支障があるかもしれない。というのも若い人びとはどう査定するかを知っているからである。若者の担当者たちは、個別にツールを使用しているかどうかを知っているだろう。したがって、盲検はほとんどの場合において不可能である。

　実験的研究の結果を用いるか否かを決定する際、主要な要因は、実験が、検証したかったことを効果的に検証しているか、あるいは比較されているかということである。すなわち、比較群が同じ集団から無作為抽出されているかどうかである。また、盲検（可能で適切であれば）が用いられているかどうかである。あなたは納得できる想定を探すべきである。盲検が不可能だったため用いなかったからといって、無作為化対照実験（RCT）からのエビデンスを用いないのは誤りである。

観察的あるいは記述的研究

　量的方法を用いることで、きちんと研究できるが、実験的研究法には適切ではない多くの事柄がある。実験的研究ではない量的研究は、通常観察的研究あるいは記述的研究といわれている。これらの研究では、存在する状況が変化する試みは行わない（Russell 2005）。人びとが服用している薬は変えず、入院時の査定ツールも変更しない。すでに生じていることを研究するのである。研究結果は、実験的研究対象として、通常広く一般化はされないはずである。理由は、関与した人びとや集団の特性によって影響を受けている傾向にあるからである。以下は、記述的あるいは観察的研究の例である。

症例対照研究（ケース・コントロールスタディ）
　症例対照研究は、時には準実験的研究ともいわれている（Abbott and

Sapsford 1998)。任意の人びとが関心となっている介入を受けたり、発症あるいは関心となっている状況を顕在化したりする（症例）。それに対して対照事例が、（診断、年齢そして性別のような）できる限りの主要な特徴と、介入を受けていないとか発症していないということに基づいて同定される（Zondervan, Cardon and kennedy 2002）。ジョーは、あるツールを用いてアセスメントをされた若者が、ツールによってアセスメントはされていないが、診断、年齢そして性別の点で対照者として一致する人びとと比較している症例対照研究を手にしているかもしれない。症例対照研究では、取り上げている母集団の代表性よりも、症例と対照間の一致があることがより重要になってくる。

経時的研究

　経時的研究においては、研究者が関心を寄せている個人が時間経過に合わせて追跡されていく。たとえば、数ヶ月とか数年という期間である（Parahoo 2006）。精神疾患の若者に査定ツールを用いた経時的研究は、特定のツールを用いた最初の100人の若者がその後どう変化するのか、特に最初のアセスメントがどのように影響したかという特定の関心を持って経過を見守る。

横断的研究（クロス・セクショナル研究）

　横断的研究は、一時点において実施され、関心が何であれ、「一瞬」を提供する（Abbotto and Sasford 1998）。たとえば、一時点における疾病の特徴とか、その時点における対象者の見解である。ジョーは、1月にある病棟で働いている担当者全員に対して、その3ヶ月前に導入した査定ツールについて、どのように考えているのかの横断的研究を手にしているかもしれない。その調査は、担当者のその時点での一瞬の感想を提供している。また看護師、看護補助や臨床心理士のツールに関しての考えの比較を提供しているかもしれない。

想定と振り返り（コーホート研究）

　想定の研究は、将来データを収集するために計画されている。たとえば、新しいツールの導入後という具合である。振り返り研究はすでに集められたデータに基づいている（たとえば、カルテのような医学的記録など）（Parahoo 2006）。

　ある研究様式は時々他のものよりも「良い」といわれる（たとえば RCT はしばしばエビデンスの形態においては最も高度だと見なされている）が、実際重要なのは研究デザインが研究主題に適切であるかどうか、また研究の全体的質が適切か否かである。すなわちたとえ RCT は理論的には「より良い」方法であっても、低質な RCT よりも質の良い症例対照研究は価値がある。研究の目的の適合性を考えるべきである。もしあなたが行っている介入が新薬であるならば、あなたは疑うことなく安全に施行することができ、質的に高い RCT が受け入れられる唯一の方法であるかもしれない。しかしながら、もしあなたが、子供たちの両親が病棟のそばに自動販売機があることが役に立つと考えているか否かについての研究を求めているなら、曖昧なエビデンスでもいいと思えるだろう。もちろん、両方は大事なことであるが、自動販売機を設置することは、対照者に新薬を施行することよりも危険なことではない。

標本抽出

　標本抽出（サンプリング）の様々な選定方法や長所については、第4章で述べた。量的研究において考えるべき主要なことは、次のことである。標本はどのようにして選ばれたか。課題に対して適切であるか。適切な事項や対象者が抽出されているか。標本数は適切か。そしてもし対応する対照者がいるとすれば、十分対応しているか。量的研究においては、無作為抽出がしばしば適切であると考えられている。しかし時としてうまくいかないし、不適切でもある。症例対照研究においては、事例に一致しなければならないので、介入の無作為抽出はできない。特に、記述的研究で無作為抽出を用いることは理想的ではあるが、実際的ではないかもしれない。

すなわち重要な問題は、適切あるいは可能な限り適切な標本抽出方法が研究において用いられているか、ということである。もしできる限り適切な標本抽出でなければ、その研究の効果は何なのか（たとえば、研究を無効にしたり、単に一般化することができないことを意味するかもしれない）。

　量的研究においては、数が問題である。その意図は、研究から明らかになることは偶然の結果であってはならないので、このために十分な数の研究協力者が必要である。研究者には、研究を成し遂げるために必要な理想的な標本数を見つけ出すために（この章の後半に述べるように計算式のような）、標本規模公式がある。これについて研究があるならとても役に立つであろう。なぜならば「どれくらいの標本数が十分か」は、実際のところ研究様式や意図、そして用いられる統計的手法に左右されるからだ。

データ収集法

　量的研究はあらゆるデータ収集法を用いることができる。少し挙げてみても、生理学的特性の測定、面接、質問紙、態度尺度や観察ツールなどがある。いくつかのツールは、質的研究にも用いることができ、実際用いられている。たとえば、ツールの種類や、面接法あるいは質的データ取集方法にも量的データ収集方法にも適切な質問方法がある。選択項目を限定した質問紙（クローズド・エンド）は量的研究に適切である。同様に、「はい」か「いいえ」という答えのみを求められる面接は、数多くの人びとに用いることができる。重要なことは、用いられた方法が適切なデータを正確に集めているだろうかということである。これは実際のところ方法やツールや経過の信頼性や妥当性と関連している。

信頼性と妥当性

　信頼性は、研究デザインや研究ツールが測定しようとしていること、あるいは研究しようとしていることを正確に測定するか否かについてである(Wood, Ross-Kerr and Brink 2006)。質問紙の信頼性の一部は、質問が調査に

おける主題を述べているか否か、またあらゆる人が同じ意味で理解することができるか否かである。ツールの信頼性は、先行研究や標準化された検証やスケールとして受容されていることにより確立される。もし研究者が新しいツールを開発するならば、たとえば適切な標本での予備研究により、そのツールが正しく、また測定しようとしていることを正確に測定できるかについて検討したことを説明しなければならない。もし研究者が既存の方法を用いるならば、それが新しい書式（フォーマット）あるいは文脈でも依然として用いることができることを述べなければならない（Polit and Beck 2006）。

信頼性はまた、研究から得られる明らかな結果が研究経過における失敗によるものというよりも、むしろ研究そのものによるものかどうかということである。信頼性得点がこれを明らかにしている。もし、何人の担当者が新しいツールを用いたかに関する研究が90％の信頼性得点を示したならば、10％という数値はより不正確で記録作成保管そして分析において誤差が生じた可能性がある一方、90％という数値は確実にツールを用いた担当者の数と関連している。90％は小数点を用いて表現される。よって0.9信頼性得点は、90％の得点が正しく10％が誤差によるものであるということを意味する。80〜90％の信頼性が、一般的に適切であると考えられている（Roberts and Priest 2006）。

妥当性は、研究ツールが測定しようとしていることを測定できているか否かを検討する（Roberts and Priest 2006）。

妥当性は、研究ツールが何を測定したいかということと関連する（Roberts and Priest 2006）。妥当性の主たる2要素である内的妥当性と外的妥当性は以下に述べる。しかしながら、妥当性というのは基本的に「データは、研究で明らかになったことが意味することを本当に意味しているのか」という意味である。

内的妥当性は、研究の結果が、取り上げた事柄の有効な解釈であるかどうかを検討する（Roberts and Priest 2006）。すなわち、研究結果には、研究測定された事柄よりも別の理由が存在するかどうかということである。これは、次のいくつかのように言及されている。

・研究協力者の個人的特徴が研究結果に影響を与えたり、単に偶然の結果であるような要因を減じること。無作為標本抽出法を使うこと、比較される群間の十分な適合性を用いること、さらに十分な数の標本を用いることにより、リスクを減らすことができる。
・包括的な先行研究を行い、内容を示唆する質問紙を作成し、予備調査も行い、ツールが意図したことを測定し、あるべき種類の情報に確実にたどり着くようにする（内容妥当性として知られている。Roberts and Priest 2006）。
・同じ概念や現象を、類似した他のツールを用いて比較する。これは、他の類似した測定ツールが存在する時のみ実現できる（基準妥当性として知られている。Maltby et al. 2010; Parahoo 2006）。
・研究が、測定すると主張していることを測るエビデンスを示しているかどうかを確認する。たとえばもしジョーが、新しい査定ツールを担当者たちが気に入り使用しているということを根拠にして、効果的であるとする研究を入手したら、書類での作業は簡単に終わらせることを意味し、それが効果的なアセスメントを促進していないことになる（構成概念妥当性として知られている。Parahoo 2006）。

外的妥当性は、研究が「外的に」どれだけ役立つことができるかに関連している。すなわち、研究結果が、他の結果よりも、どれほど確信して研究対象者や状況に適応できるかということである。これは、標本を構成するのは、誰あるいは何かということ、標本にするのか除外するのかという基準に関わっている。さらには研究主題や研究協力者の選択と、その規模も含まれている（Maltby 2010; Roberts and Priest 2006）。データの分析方法もまた、研究結果が母集団に一般化される時の確実さに影響する。

データ分析

量的データは、統計的手法を用いて分析される。多くの統計的検定があり、それぞれに適切な手法が用いられるべきである。どれが適切かは以下

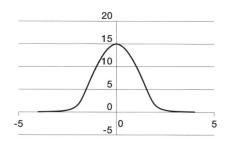

図5.1 釣り鐘型グラフ

に左右される。

　研究デザイン
　標本数
　データがどのように分布しているか（グラフ上でどのように描かれているか）。
　どのような種類のデータが用いられているか（たとえば、名義尺度のデータ、順序尺度のデータ、間隔尺度データ、比率尺度のデータなど）。
　研究目的、たとえば2群間の比較、1群の視点を測定する。
　　　　　　　　　　　　　　　　　　（Windish and Diener-West 2006）

　統計的検定には大きく2つのタイプがある。それは、パラメータ（母数）検定とノンパラメータ（非母数）検定である（Maltby et al. 2007: 207）。そして、量的研究で集められたデータは、しばしばパラメータあるいはノンパラメータとして述べられる。
　パラメータ検定は、次のような想定に基づいている。

・集められた観察やデータは、他の観察やデータからは独立している。
・データは正規分布を形成する（もしグラフの形が「釣り鐘型」だったならば、分布は「正規」分布である。図5.1参照）。
・間隔尺度データや比率尺度データが用いられる。間隔尺度データや比率

尺度データの双方とも、ある時点から次の時点まで同距離である等級を用いて測定される。たとえば 1mcg（マイクログラム）と 2mcg 間の相違は、2mcg と 3mcg との相違と同じである。間隔尺度データと比率尺度データとの違いは、絶対的ゼロ値が存在するか存在しないかである。

(Maltby et al. 2010: 179)

ノンパラメータ検定は通常次のような時に用いられる。

・データが正規分布を形成していない。
・名義尺度のデータあるいは順序尺度のデータが用いられる。名義尺度のデータは、たとえば人間の性別のように、数量的意味は持たず相違のみ意味するデータである。順序尺度のデータは、たとえば、看護師の職群の構成員に 1、2、3、4、5 とつけ、相対的な位置づけを示すために順序に基づいて設定できる（Maltby et al. 2010: 180）。23mcg と 3 から 4mcg との間と同じ量の違いがあったように、看護師の職群の構成員の 2 と 3 の間と、3 と 4 の間に同じ程度の相違があるかどうかは確実ではない。
・標本サイズが小さい場合である。

(Greenhalgh 2010; Windish and Diener-West 2006)

ノンパラメータ検定は一般的にパラメータ検定よりも力が弱い（群間の小さな相違を見つけるのには適していないかもしれない）。しかしながら、ノンパラメータデータにパラメータ検定を用いるよりは、ノンパラメータ検定を用いるほうがよりよい。通常 2 段階レベルの統計分析がみられる。それは記述統計と推論統計である。

記述統計

記述統計は、かなり基本的な統計を用いデータを要約したり示したりするために用いられる。通常それは平均値（標本の各データ値の総合得点をデータ数で割ったもの）や中央値（すべてのデータを順番に並べた際に最も真ん中にくる値）、さらには最頻出値（モード）が用いられる(Thomas

2004)。これらは、代表値として知られる値を計算するのに用いられる（Windish and Diener-West 2006）。

　平均値は、通常間隔尺度データや比率尺度データを用いたパラメータデータのみに用いられる。なぜならば、平均値を得るためには、研究データのすべての点の距離が同じでなければならないからである。これが意味するのは、服用量の 1mcg、2mcg、4mcg と 5mcg の平均は 3mcg である。しかしながら、もし担当者の信頼感測定に、1 から 5 までの幅で測定する新しい査定ツールを用いるとして、1 は「まったく信頼していない」、2 は「信頼していない」、3 は「信頼は不確実である」、4 は「信頼している」、そして 5 は「大変信頼している」であるとする。すると 1、2、4、5 までのスコアの平均は、必ずしも 3 とはいえない。つまり、「不確実」と「とても信頼している」との間の距離が、「不確実」と「まったく信頼していない」との間の距離と、mcg という測定のようにスコア間が同じではない。順序尺度のデータでは、最頻出値や中央値が記述的統計ではより適切であるとされている。けれども、これについては議論がある。たとえば、このような議論が存在する一方、リッカータイプ尺度により得られた結果の報告のなかに平均値はしばしば見られる（Blaikie 2003; Jamieson 2002）。名義尺度にとって、最頻出値は最も適切である。パーセンテージ値もまた記述統計には用いられる。しかしながらパーセンテージ値は、代表値の傾向を示すことができない。

　記述統計は、標本から明らかになった事柄の全般的傾向を示す。しかしながらそれは該当する対象全体にどれほど適用できるかは示していない。研究によっては、記述統計を用いるのに十分な協力者や適切な標本抽出方法を用いていなかったり、また記述のみを提供しようとしている研究もあり、それらはそれ以外に何も用いることはできない。これは、明らかになったことは使用されるべきではないというのではなく、用心して用いられるべきだということを示している。ジョーは、若者の感情的ニーズを査定するのに効果的であると報告されている査定ツールを見つけているかもしれない。しかしながら、それは記述的統計を用いて分析されているデータの少ない標本に基づいているだけである。彼女は用心してそれを用いるだ

ろう。というのもジョーは、若者全体にこれらの明らかになった事柄がどれほど当てはまるのか知らないからである。

　平均値、中央値、最頻出値（モード）あるいはパーセンテージ値は研究対象グループを超えての数値の分布を示すことはできないので、回答の幅を知ることはない。もしジョーが、看護師が査定を終了するのにかかる時間に関する報告を読み、平均値が 36 分ということだとすると、彼女はこの作業を終えるのに平均 36 分以上かかるということを知ることになる。しかしながら、あらゆる人びとがそれ以上かかるのか、あるいは 1 時間かかる人もいれば 10 分で終える人もいるかもしれない、ということはわからない。そこでしばしば、平均値周辺にどのような分布があるのかを見ることが役に立つ。これは、平均値からどのくらいの分散があるかを示す（パラメータ資料に対する）標準偏差（SD）のような広がり（拡散）の測定を用いることにより明らかとなる（Thomas 2004）。低い標準偏差は、データが平均値から近い範囲で広がっていることを意味する。たとえば、低い標準偏差は 30 〜 42 分の間で生じるであろう。その一方で高い標準偏差は、10 分と 1 時間との間で生じるであろう。

推計統計学

　もしジョーが、新しい査定ツールが若い人びとにとっては大変効果的であると主唱している研究を手にすると、それによって研究で明らかになったことを、病棟に入院しているすべての若者に自信をもって適用できるかどうかを知ることができるのは有益である。推計統計は、結果をどのように一般化するかを示すことにより、方向性を示すように意図されている。再び集められた種類のデータは、パラメータ検定かノンパラメータ検定のどちらかを用いることを決定する。（パラメータ検定かノンパラメータ検定のどちらかという）ふさわしい選択肢を選ぶこと、すなわちどの検定が適切であるかは、研究されていること、たとえば、比較がなされているか、もしそうなら、どのくらいの規模でかということに左右されている。用いることができるあらゆる種類の統計的検定がある。もし統計学にとても関心があるとはいえないなら（関心がない場合は、本章は読まなくても構い

ません)、必ずしも全部を覚え、それらがどのように機能するのかを知る必要はない。あなたが読んでいる研究のなかで用いられていれば、それらを調べて、適切に用いられているかどうかを検討することができる。最も一般的に用いられている検定を含め、その決定を行うのに可能なフローチャートは、付録2 (247ページ) で見ることができる。

最も一般的に用いられる推計検定は次のものである。

パラメータ検定

T検定：これは2つの群からの結果を比較することである。T検定には、1群内の平均を仮説あるいは「期待」平均値と比較する1サンプルのT検定と、2つの「実際」の群間の平均を比較する2サンプルのT検定とがある。

分散分析 (Analysis of Variance: ANOVA)：分散分析 (ANOVA) は、2群以上の平均を比較するのに用いられる。一元配置分散分析は1方法によりデータを比較する。たとえば、対照群は、2つの異なる介入群間で比較する。二元配置分散分析は、2群あるいはそれ以上の群間を比較し、群内で一現象以上のことについても比較することである。たとえば、3つの異なる介入方法の比較に関して分散分析は用いられ、また結果は男性と女性との間においても比較検討する。

ノンパラメータ検定

カイ2乗検定：カイ2乗検定は、任意の仮説に基づき得られると期待できる観察データを比較するのに用いられる。あなたがもしコインを20回投げたならば、10回は表で10回は裏となると思われる。もし、8回が表で12回が裏だったならば、期待度数によるものかあるいはその他の要因によるものかについて、カイ2乗検定を用いて検定することができる。

その他の種類のカイ2乗検定、すなわち独立性を検定するためのカイ2乗検定は2変数間の関係性を検討するのに用いられる。ジョーが読もうと

する、新しい査定ツールに関しての、医療担当者と看護担当者の見解についての研究は、新しい査定ツールを用いるのに熱心なのは、看護担当者と医療担当者のどちらであるかという変数を示したかもしれない。2つの専門家群の1つにおいて、新しいツールへの熱望が独立しているか（あるいは関連しているのか）を検討するためには、独立カイ2乗検定を用いることができる。

　ウィルコクソン検定とマン＝ホイットニーのU検定：2つの群の違いを検定するが、これらの平均値を用いるのではなくメディアン値を用いて2グループ間の相違を検定するものである（ノンパラメータのT検定）。

　クラスカル＝ウォリス：この検定は、2群以上の中央値を用いて相違を検定するものである。（ノンパラメータの分散分析）

相関と回帰
　これらの検定は、変数間が相互に関連しているか否かを見るのに用いられる。相関分析は、2変数間の関係性の方向性と強さを示すものである。それは、−1.00（完全に負の相関：1変数が増加すると他の変数は減少する）から1.00（完全に正の相関：1変数が増加すると他の変数も増加する）までの値を用いる。相関値が0の時は、2変数間に何の関係性もないということである（Hill and Lewicki 2007）。もし相関分析が変数間に何らかの関係性があることを示したならば、ある変数と他の1つの変数との関連性について予測を立てることができる。このことを明らかにするために回帰分析を用いる。ピアソンの相関は、パラメータの相関や回帰分析に最も頻繁に用いられるものの1つである。スピアマンの相関は、ノンパラメータの相関検定である。

検定での両側
　統計での「側」(tail) という用語は、何かの究極を意味する。検定における両側は、グラフ上のカーブの末尾を意味する。別途「両側」を持って

いる検定は、グラフのカーブの端の部分のデータを分析する（Greenhalgh 2010）片側検定は、グラフの片方の端方向に関する情報を分析し、両側検定は両側の情報を分析する検定である。グラフ上の中心あるいは最頻値に当てはまらない人びとが他の人びとと異なるかどうかを確認できることを意味する。

これらの統計的検定に関する報告において、値の幅は用いた検定により異なってくる。しかしながら一貫して重要なのはp値である。検出力もまた重要である。

p値と検出力

T検定やカイ2乗検定のような検定で行われる任意の検定は、データそのものを分析する。そして、p値は、これらの結果が、介入やプロシージャ（手法）よりもむしろ偶然性であるかどうかを調べるために計算される（Thomas 2005）。普通、ある事柄が通常計算されたp値が有意である（かなり問題なく一般化されうる）ためには、通常計算されたp値が0.05以下である必要がある（Thomas 2005）。もしコメントするならば、検出力は0.8以上のはずである。さらに詳しく知りたい方は、引き続き読み進めてください。

仮説を検定する時には、2種類の誤りが起こりうる。第1種の誤りと第2種の誤りである（Windish and Diener-West 2006）。

第1種の誤り：p値

第1種の誤りは、きわめて真実であると思える時、帰無仮説を棄却することを意味する（発生しているはずがあり得そうでない時に何か違うと述べること）（Windish and Diener-West 2006）。新しい査定ツールは若者の需要への対応の仕方に違いを生み出していないという帰無仮説を、ある研究が用意しているかもしれない。もしこれが誤って棄却されたならば、査定ツールは何の差も生み出していないということになるだろう。しかし実際には、そうだという明らかなエビデンスも存在していないのである。この種の誤りのリスクは、p値を用いることで対応がなされる。

研究においてp値は、帰無仮説が正しいという偶然性に関わっている。0.05というp値は、帰無仮説は正しいという偶然性が5％の水準で存在する（支持している）ということを意味している。逆を言うならば、95％は間違っている（あるいは支持されるべきではない）という前提に立っている。それに関連して、仮説が支持されるのは95％である。0.05というp値は、目の前の研究結果が偶然ではなく、仮説が支持されており95％確実である、ということを意味する。もし査定ツールは相違を生じさせないという帰無仮説が存在し、統計的検定に用いられるp値は0.05として報告されるならば、査定ツールが違いを生じさせ、それは偶然ではなく、ツールに起因する、ということが95％確実であるということになるだろう。

　研究結果が十分有意で一般化できるというレベルは、通常0.05で設定されている。なぜならば95％の確実さはリスクの道理的なレベルであると一般的に受け入れられているからである。p値がより低ければ、帰無仮説が正しいという可能性はより低くなる（たとえば、p値＝0.04は、帰無仮説が正しい確率が4％で、正しくない可能性が96％であるということを意味する。すなわち、仮説が支持される可能性は96％だということになる）。よって、p値がより低ければ、結果は、仮説が支持されていることを示しているということが「統計学的には有意」であり、研究から明らかになったことは、より自信を持って用いることができるのである。

第2種の誤り：検出力

　これは、帰無仮説が間違っている時、それを棄却できないことに関している（Windish and Diener-West 2006）。もし、研究の帰無仮説が、査定ツールが何ら差を生じさせないというのであれば、帰無仮説を棄却できないということは、ツールは相違を生じさせていないので、用いる必要はないことを推奨できないことになる。実際、査定ツールは違いを生み、用いる価値があるというエビデンスがあれば、第2種の誤りが生じるだろう。この種類の誤りが起こるリスクは、検出力を用いることにより処理できる。検定の検出力が高まれば、第2種の誤りが生じる機会は減少する。検出力分析が用いることができるのは、帰無仮説を間違って支持してしまう可能

性を減じるのに必要な最低限の標本規模を計算するための研究を実施する前や、仮説を誤って最小化してしまわないように推論することによってである。それはまた、帰無仮説が間違って受け入れられる可能性を計算するために、データがいったん集められた時に用いられる。検出力に関して公的な基準はないが、確実性ということでは多くの研究者は 0.8 がもっともなレベルであると考えている。検出力がそれ以下であれば、第 2 種の誤りが生じる偶然性が通常考えられているより高いものであろう（Hill and Lewicki 2007）。

まとめてみると、p 値と検出力は、研究が間違った回答を持っているかもしれない、あるいはただ単に偶然により得られた答えであるかもしれないということを示す、異なる計算法なのである。

信頼区間

ある研究の信頼区間（Confidence Interval: CI）は、研究結果がどれだけ正確であるかを示す。研究は、100 人の保健医療担当者の調査から、新しいアセスメントを行うのに要した時間の平均が 28 分だったことを示しているとしよう。信頼区間と数値は、この領域で働く専門担当者全体の経験をどれほど正確に反映しているかを示している。つまり、調べられた標本よりも、母集団からの実際の結果があるという確実性の範囲である（Thomas 2005）。信頼区間が 20–40 となった場合、それは、全担当者が査定書類を 28 分で終わらないかもしれないが、ほとんどの人びとは 20〜40 分で処理できるということを意味する。信頼区間の幅は、信頼範囲として示される（本例の場合 20–40）。信頼区間は確信のレベルにより位置づけられ、通常、母集団に適応できると研究者が確信している割合（パーセンテージ）によって示される、95％という数値は十分高いので、研究者は標本から母集団に一般化できると結論できると考えられている（Thomas 2005）。ある研究において、1000 人の保健医療担当者がアセスメントを終えるための平均時間が 28 分であり、信頼区間は 20–40 で、信頼度数は 95％であると報告されたとする。するとそれは、母集団のすべての保健医療

担当者はアセスメントを完了するのに 20 〜 40 分かかるということが 95％の確率性であることを意味する（Windish and Diener-West 2006）。このことは、95％の信頼区間は 20 〜 40 分であると示されるであろう。

　前述された検定や値は、通常受け入れられる事柄への指針で、教えられたことと異なるなら、その理由を尋ねるべきである。特に、何ら説明がなされない時にはそうである。実践での適用において、検定や数値が意味することをも考えるべきである。たとえば、一般化可能性が高いのはどのくらい重要なのか、ということである。もしある研究で、飛行中の飛行機から飛び出す際パラシュートがどのようにうまく開くのかを調べ、p 値が 0.05 以上なければ、私はおそらく自分からは飛行機から飛び出したくないだろう。パラシュートが開く確率が 95％以下というのは魅力がない。私は、0.001 に近いとか、あるいはそれ以下という p 値を求めるであろう。しかしながら、研究が費用対効果の最も高い携帯電話機が何であるかに関わるのものだとしたら、きちんとなされた記述統計、あるいは p 値が 0.08 という有意な推計統計を受け入れるであろう。なぜならば、結果が結局ほとんど一般化できないものであるとわかっても、私が死ぬことはほとんどないからである。

結果

　量的研究から得られた結果は、多くの場合、用いた統計的検定とつながり、結果を読む際に注意を払うべき事柄は次のことである。

- 標本規模や種類や分布に対して適切な検定が行われているか。
- 研究者が検討していることに対して正しい検定が行われたか。
- もし研究が 2 つ（あるいはそれ以上）の比較を行うものであれば、その結果は比較を示しているか。
- 見逃した結果はないか。もしあるならば、それは重要なものか。時々結果は見逃される。なぜならば、研究が大きすぎて、5000 単語の報告書には収めきれないからである。そのために、意味ある部分だけを報告し、

他の細かい部分は細切れにして他の論文にしてしまうのである。使わなかったデータや統計が重要になるのは、誤ったような印象を与えるために、あたかもデータを見失ったと思われてしまうかどうかという時である。もし研究が、12歳から18歳の若者に必要な事柄のアセスメントを行うのにツールがどれほど効果的であるかというもので、12–14歳の群のデータがなく、その説明もなされていないなら、ジョーはその理由を知りたくなるだろう。

・研究が有意だと述べている結果は、有意なのだろうか。たとえば、有意として挙げられているp値は有意に見える。もしそうでなければ、その理由を挙げなければならない。

研究者が、結果に対して他の説明の可能性、たとえば、混同した（類似した）変数を考えられるエビデンスがあるならば、それを検討することも重要である（仮説の理由を挙げるよりも、研究結果に対する実際の理由を述べるべきである）。

結論と提言

研究から得られた結論と提言は、研究の他の部分、特に研究結果にも当てはまるべきである。たとえば、もし結果が統計的に有意ではなかったり、あるいは混同した変数が存在する可能性があるならば、結論と提言はそれなりに用心深く述べられるべきである。研究デザインや結果の視点から、結論における事柄が誇張ではないかどうかを確認することは重要である。同様に、言い足りない、とか重要なことが欠如していたり報告されていないかどうかについても検討する必要がある。

実践への適用

量的研究は、物事の機能の有無や、ある群の誰かにある程度の自信をともなって適用できるかどうかを知りたいと思う実践の場において役に立つ。

それが示し得ないのは、物事が作用するかどうか、あるいは誰かが重要視している物事であるかどうかという個々の要因であろう。ジョーは、とある査定ツールが若者の精神状況に必要な事柄を正確に評価していると、ある程度確信を持てる研究を手にするかもしれない。それが示しえないのは、保健医療担当者が利用する準備ができているかどうかである。なぜならば、研究は、使用するかどうかに影響を与える医療保険担当者の姿勢、価値観、そして優先物を示していないからである。また、それが有効に治療に影響するか否かについても述べることはできない。それは査定ツールを用いた結果次第であるからだ。あらゆる状況が同じで、査定ツールが適切に用いられたならば、正確なアセスメントを提供することができるかもしれない、ということはいえるだろう。

> **まとめ**
>
> 　量的研究は、物事の評価に数値を用い、情報を提供する。それは、しばしば、結果がどのくらいの確率で母集団全般に適用できるかということを示唆する意図がある。用いることができる幅広い研究デザインや研究方法があり、また量的データを収集するのに用いることのできる数多くの方法がある。研究の質は、適切な事柄に適切な方法を用いたかによって左右される。同様に、データが分析される方法は、研究に適切であるべきである。量的データ解釈に用いることができる多くの統計的検定があり、データの種類や研究目的に適したものを用いるべきである。一般化するための主張は、研究デザインやデータ収集や分析過程において生じる確率と連動する。すべての形態の研究と同じように、重要な問題は研究が体系的で厳密に行われているか、また研究で明らかになっていると思われることを変更させたはずの事柄が、きちんと説明されているかどうかである。

5 量的研究を評価する

参考事例

サラは、脊髄損傷障害を持つ人びとのリハビリテーション施設で働いている。この病棟は、10人の入院患者を受け入れ、また同時に地域の外来患者に治療を行っている。ここでは、看護師、理学療法士そして作業療法士が合同で連携し、患者の来院率向上と他領域間の意思疎通（コミュニケーション）を通した援助の提案がなされている。それは、とても良い考えに思える。しかし、サラは、このやり方が適切なのかどうかというエビデンスを見出したかった。そして彼女はこの題材（テーマ）に関する数多くの文献を見つけた。そのうちの2つが次の通りである。

文献1

タイトル：理学療法と作業療法との連携は、外来患者の来院率を改善している。

仮説：この研究の仮説は、理学療法と作業療法との連携は、外来患者治療の来院数を増加させている、である。帰無仮説は、理学療法と作業療法との連携は、外来患者の来院数に変化をもたらさない、である。

研究方法：この研究は無作為化比較試験だとされている。これは、英国のある都市にある大きな大学病院にて実行された。理学療法のみ、あるいは作業療法のみ、というのは記録されなかった。そして理学療法と作業療法とが連携された臨床は1年間展開された。

標本：標本は、リューマチ部門から理学療法と作業療法部門に送られてきた244人の成人である。彼らは無作為に抽出され、標準病棟と（理学療法と作業療法との）連携病棟とに配置された。統合基準は、理学療法と作業療法の両方を研究の開始時に受けている人たちである。そして除外基準は、理学療法か作業療法かのどちらかを研究の開始時に受ける人たちである。

倫理的問題：この研究は、英国保健サービス研究倫理委員会に認められた。

データ分析：作業療法治療のみに参加した対照者と（両方の）連携治療に参加した対照者との間と、理学療法医療のみに参加した対照者と（両方の）連携治療に参加した対照者との間で比較が行われた。データは、初めにパーセンテージ値を用いて比較された。治療タイプ別に参加した者と参加しなかった者とのパーセンテージの比較が行われた。このことは後で、カイ 2 乗検定を用いて統計的優位性を検定することにより、述べられる。

結果：パーセンテージ値を用いた分析によると、作業療法治療に参加しなかった者は連携治療に参加しなかった者より高い結果となった（連携治療に参加しなかった者は 8.2% であるのに対し、1 つの（単）療法のみの治療に参加しなかった者は 19.6% であった）。カイ 2 乗検定を用いると、1% 水準で有意であった。理学療法治療のみに参加しなかった者もまた連携治療に参加しなかった者よりも高かった。1 つの療法のみの治療に参加しなかった者が 16.3% であるのに対し連携治療に参加しなかった者が 8.2% であった。カイ 2 乗検定を用いると 5% 水準で有意だった。よって両者の相違は統計的に有意で、仮説は支持された。データは、性別や年齢のような変数を用いて分析されることはなかった。

結論：結論としては、連携プログラムは外来患者の参加レベルを改善したかのように見えた。

評価

仮説：仮説は、この論文は役に立つということを提示している。仮説とそれにともなう帰無仮説がある。

方法：量的研究が用いられ、一般化するのに適切なデータが集められ用いられていた。

研究デザイン：これは実験的研究で、無作為化比較試験は実験研究を行うのに最も適切な方法である。実験群（連携治療）と介入群（作業療法と理学療法で別々に治療を受ける群）とは、可能な限り意味のある比較を行うべきである。それぞれの群に配置されている患者の偏向等といったリスクを減少させるため

に、無作為化が用いられた。この研究において盲検は無理である。なぜならば患者も治療担当者も誰がどの群にいるかということを知っているからである。この研究は、意図していることを測定しようとしているように見える。つまり、治療ために来院したか、しなかったかである。すなわち単に連携プログラム対単治療プログラムよりも、理学療法対作業療法という潜在的な共通した変数について考えている。しかしながら、性別や年齢という潜在的な変数に関しては比較されていない。また不可能であったかもしれないが、診断も考慮されていない。おそらくリュウマチ病棟という広い視点で十分であったかもしれない。

標本：無作為化は偏向の危険性を減らし、各々の個人がそれぞれの群に平等に参加する機会がある。検出力計算が理想的な標本規模を決めるのに用いられているという記述はない。

倫理的問題：倫理的認証は認められている。患者の同意が得られたか否かは明らかではない。しかし倫理的承諾がおそらく明らかであるということが推測される。

分析：データは、ノンパラメータである（「参加した」「参加しなかった」「該当しない」）。記述統計（パーセンテージ値）は、当初結果全体に用いられたかに見られた。しかしながら一般化するには用いられなかった。ノンパラメータ標本なので検定統計としてはカイ2乗検定が適切だった。またこの事例では外来で来院か否かによる治療の独立性についても検討した。技術的には、パーセンテージ値のあとにカイ2乗検定が「続く」という表現は適切ではない。なぜなら、パーセンテージ値は中央的傾向を示さないからである。両方の分析方法を用いたことは、彼らの特別な目的のためには適切であった。

結果：来院数値において数多くの相違が存在する。これは、統計的に有意であること（$p = 0.01$, $p = 0.05$）が示され、偶然というよりは、実際に利用された施設により、99%と95%の水準で、特化した1治療よりも連携治療のほうが高く明らかな相違が確認された。

結論：これは結果と適合する。つまり仮説は支持された。これらの明らかにな

ったことからサラが集めた他のエビデンスを考慮に入れることは大変価値がある。この研究は三者（作業療法、理学療法、臨床専門看護師間）のアプローチを含まない。よって、サラの状況に直接的に置き換えることはできない。しかしながら、有効な情報源となるかもしれない。

　実験に来院しない人たちだけを取り扱った研究：他領域にわたるコミュニケーション法で検討されている研究はサラにとって関心があるものかもしれない。しかしながら、ここでは議論されていなかった。

論文2

タイトル：共同治療は、予約している外来患者の来院率を改善するか？

目的：この研究目的は、神経科外来患者用施設で作業療法や理学療法を受けられることで、予約した患者の来院数を増加させられるかどうかを確認することである。

方法：研究は比較研究により行われた。それは、新しい予約システム（神経科診療に加えて、同じ診療所で1人あるいはそれ以上の専門家に診療を受ける）と、医師による診療だけの比較である。来院しないことに注目している。

研究方法：研究は新しい予約システムが導入されてから1年間行われた。新システム導入後1年間の神経科外来部門（DNA部門）への来院しなかった数を、それ以前の1年間の未来院数と比較測定した。

標本：後者標本数（システム導入前）が1010であったのに対し、導入後の標本数は1072であった。この研究の対照となる患者の基準は、神経科への予約だけではなく、理学療法と作業療法の双方あるいはどちらかに予約をすることであった。

倫理的問題：この研究は、英国保健サービス研究倫理委員会により承認された。

データ分析：カイ2乗検定が用いられた。

結果：新しい予約システム導入後、神経科のみの予約数が少なかった（p=0.04）。（患者が神経科とその他の専門家［理学療法や作業療法］に受診した際、DNA部門のみの数のほうが少なかった。）

結論：連携医療が神経科外来部門の患者数を増やす、という結論が得られた。

評価

研究の関心：この研究の題名は適切である。しかしながらサラが関心を持った事柄を正確には検討していない。

方法：治療提供部門における変化の効果を数量的に評価するためには、この種の比較研究にとって量的研究は適切である。

研究デザイン：これは 2 つの事柄を比較する比較研究である。医療機関で医者のみに受診するか、あるいは医者とその他の専門家にも受診するか、という 2 つの事項である。これは、症例対照研究、横断的研究、縦断的（経年）研究でもない。ある時点を基準にして事前事後データを用いた単純な比較研究である。もし同時的な試みが目的を達成することができなかったならば、これはおそらくよく思慮された手法であろう。というのも、このタイプのデータのみが利用可能だからである。しかしながら、データの信頼性は、診療を提供する新しい方法ではなく、来院することに影響を与えたかもしれない、対象となっている部門における変更によって影響されるかもしれない。測定は有効であったように見える。なぜならば、測定しているのは未来院数で、それは論文の焦点であるからだ。

標本：標本は取り上げている 1 年間に予約した人たちすべてで、参入基準に見合った人たちである。研究調査前に検出力計算を提供したエビデンスを明らかにはしていないが、かなり大きな標本である。対照群は 1 年間に来院した総合人数なので、数的には合致していない。無作為化や管理化はできていないが、研究デザインに影響していない。年齢、性別、あるいは患者が予約で来院し医師、

作業療法士と理学療法士にも診てもらったか、あるいは医師と作業療法士に診療を受けたか、あるいは医師と理学療法士に診てもらっただけなのかは考慮していない。比較対象は、連携だったか、医師のみに診察を受けたかであった。

分析：集められたデータは、ノンパラメータだった（すなわち、来院について「はい」「いいえ」という名目データだった）2種類のノンパラメータデータを比較するのに、カイ2乗検定は適切だった。名目データが用いられたので、中央値ではなく2つの群間の相違にウィルコクソン検定やマン＝ホイットニーのU検定を用いるのには問題があったであろう。

結果：連携治療法は予約して来院する数の改善を大いに図ったという結果が示された（$p = 0.04$ ということは、96％の可能性で帰無仮説が棄却され4％の可能性で誤りが棄却されるということである。96％の可能性で連携医療により来院率は改善されたということである。）

結論：このことは提示された結果と合致している。しかしながら主たる結果はコミュニケーションではなく来院である。

　この研究はとてもよくデザインされた研究により有意な結果を示しているように見える。しかしながら、この研究はサラが関心を示していることに必ずしも一致しているわけではない。というのも焦点は、作業療法と理学療法との治療を加えることにより医者への予約来院数を増加させることに焦点を当てているからである。理学療法や作業療法への予約が、このやり方により改善されたか否かについては検討されていない。来院にのみ焦点を当てており、サラが関心を持っている専門家間のコミュニケーションについては検討されていない。

　これら2つの論文はかなり異なるが、総じて連携医療という考え方は、さらに検討を要することを示していることを示唆している。

6 質的研究を評価する

> **設定**
>
> アンソニーは、地域の重度学習障害がある人びとに関わる仕事に就いた。アンソニーの仕事の多くは、患者たちが普段必要とする日常の介護を提供している家族と協働することである。彼はこうした家族が必要としている事柄をもっと理解するための研究を探している。そして、量的研究よりも質的研究のほうが自分のためになると考えている。

質的研究の原則

質的研究は、集団全部に一般化できることを見つけるのを目的としてはいない。かわりに、この調査法は主観的で、きわめて個人的な題材を探究する（Davis et al. 2009; Polkinghorne 2005）。質的研究に一般化可能性がないからといって、欠点があるというのは不適切である。そうではない。家族のなかに重度の学習障害をともなう一員がいる人びとに必要なことを理解するために質的研究が役立つと考えているアンソニーは正しい。こうした情報は、アンソニーが対象としているすべての家族に応用できるわけではない。しかしこの種の研究は、アンソニーが人びとの体験や、そうした体験をさせてしまう多くの、そして個人的な要因を考える上での視点を与えてくれることになるだろう。

質的研究が有用な状況

　研究の意図は、すべての状況に適応可能な解決策を提供することではない。この方法は、ある任意の状況（たとえば、重度学習障害をともなう子を持つこと）についての個人的な経験を深く探究することを目的としている。そうした状況を人びとがどのように経験し、とらえ、そして理解しているのかを、私たちが理解するためのものである（Lo Bindo-Wood and Haber 2005）。アンソニーは、ある家族が子どもに義務教育以上の教育を受けさせようとしている時に経験した問題を考察した、質的研究を目にしている。この論文には、サービスがきちんと提供されておらず、この家族には義務教育以降の教育機会がなく、かつ移動の手段に関わる事柄に困難がともなうことが取り上げられている。しかし、研究から明らかなのは、すべての家族が同じ困難を同じように経験しているわけではない、ということである。それが意味しているのは、アンソニーはこの種の困難が存在するだろうということを認識し、家族に寄り添って働くための立ち位置を確保することであり、この種の問題を抱えていない人びとには立ち入らないようにすることである。

研究課題

　質的研究は、目の前の問題以上のことを示そうとか、発見したことをすべての集団に一般化しようとか、統計を用いようということはない。そのため仮説は用意しない（Ryan, Coughlan and Cronin 2007）。しかし、研究の目的は明らかである。質的研究においては、新しいデータによって研究対象の理解を深めていくと、研究課題や焦点が修正されていく（Ryan, Coughlan and Cronin 2007）。結果が研究当初に述べていることと多少ずれたとしても、それが説明されており、説得力があるならば、受容できる。重度学習障害のある青少年に教育を提供することから始まった研究において、最初のデータ収集過程で、彼らにとって主要な課題が交通手段だとわかってきたら、

それに焦点を当てても構わない。研究報告で、この決定がどのように、そしてなぜなされたのかを明らかにしておけば、この種の変更は受け入れられるのである。

先行文献研究

　研究報告の先行文献研究は、研究テーマの既存のエビデンス（証拠）を客観的に説明しているし、なぜ研究が行われたのか、それが既存の知的基盤にどのような貢献ができるかが提示されている（Ryan, Coughlan and Coronin 2007）。時には、まさにその通りである。しかし、質的研究では、時には違うふうに扱われることもある。たとえば、多くのグラウンデッド・セオリーにおいて、データは既存の理論と関わらないまま収集される。データ収集後、先行文献研究が行われ、データから抽出された理論が先行文献と比較される。これは、既存の理論を用いてデータ収集を行うのとは異なっている（Burns and Grove 2005）。このことは、質的調査において先行文献研究はデータ収集の前後に行うことができ、それは用いる方法論に影響されていることを意味している。重度の学習障害をもつ家族への支援提供に関わるグラウンデッド・セオリーは、家族との意見交換から始まるだろう。そしてここから生み出される理論は既存の文献と比較されることになる。対照的に、同じテーマの民族誌（エスノグラフィ）は文献研究から始まる。両方の手法ともきちんとした理由がある限りにおいて、まったく受容できるものである。

方法論

　質的研究には幅広い方法論や視点がある（Polkinghorne 2005; Ponterotto 2005）。しかし、最も言及されるのは現象学、民族誌（エスノグラフィ）、グラウンデッド・セオリーとナラティブ研究である。これらはすべて質的研究の方法論であるが、異なる理論的視点の影響を受けている。そしてそれぞれの方法論には、物事がなされた方法と理由に関わる下位の分類がある（Russell and Gregory

2003)。それらの主要原則は以下の通りである。

　現象学は人びとの生きた経験を、研究対象との関連で描写していく。つまり、人びとによる現象の経験である（Balls 2009; Willing 2008）。アンソニーが手にするのは、重度の学習障害をともなう成長した子に対する親の介護経験を考察している現象学的研究かもしれない。現象学は、描写的現象学と解釈学的現象学に大別されることがある。これらを便宜的に区分すると、描写的現象学は、研究者はデータ収集を行う前に、観察対象に関わる現象について自分がすでに知っていること、考えたことがあることから自身をいったん切り離し、先入観を抜きにして研究を行う（Dowling 2003; Lopez and Willis 2004; Todres 2005; Willig 2008: 55-6）。解釈学的現象学は、先入概念から自己を切り離すことは不可能であるとして、中間的な立場から研究を行う。私たち自身の経験は他者の経験解釈の仕方に影響を与えるし、そうであるからこそ、それらは研究データの一部となる（Willig 2008: 56-68）。

　民族誌は、個人、集団あるいは文化にとっての日々の生活を深く描き、これらが関係する人びとにどのような意味を作り上げているのかを説明することを目的としている（Ryan, Coughlan and Cronin 2007）。研究者の理解は研究している文化との長期的な関係性（つきあい）と、通常徹底的な参与観察を通してはぐくまれる（Lee 2006b）。研究している状況（通常フィールドと呼ばれている）と研究者の結びつきの期間は、研究対象とその環境に左右される。参与観察が民族誌の主要要素であるが、面接や文書分析という他のデータ源も用いられる（Ryan, Coughlan and Cronin 2007）。アンソニーの関心を引く論文は、重度の学習障害をもつ子の家族と長期に関係を築いてきた民族学者の手によるものかもしれない。こうした論文は家族の生活、家族が直面する困難や恩恵、そしてそれらにどのように対応してきたかを含むだろう。観察は、起こっている物事への考え方を知るために行う、関係家族の構成員との議論や非公式な面接にちりばめられている。研究者は、家族の経験についての考え方を深め、広めるために、日記や、ネット上のブログ、さらには関係する家族が許可する書類なども手にするだろう。

　グラウンデッド・セオリーは、任意の理論についての先入的考え方というよりは、生み出されたデータに根ざし、そこから生まれてきた理論に

関連して、物事に関しての理論を発展させることを目的としている（Lee 2006b; Ryan, Coughlan and Cronin 2007）。研究者がデータを集め始めると、彼らは研究していることについての理論的概念を発展させ、それを行うことで、さらなるデータ収集のなかでその理論を試すのである（Ryan, Coughlan and Cronin 2007）。アンソニーは、必要とされているサービス提供に関わる理論の展開を目的として、重度学習障害児がいる5家族の保護者との面接で始まるグラウンデッド・セオリーの研究を見つけるかもしれない。これについて、研究者がある理論あるいは考えを発展させると、彼らはこれらの理論を試すためにもっと多くの面接を同家族あるいは別の家族を対象に行い、最初の考え方が適切であるか、さらなる研究が必要であるのかを試すことになる。

　ナラティブの研究――名前が示すように、この手法は研究協力者によるナラティブ（物語あるいは説明とも言い換えられるかもしれない）に焦点を当てる。説明は、研究者の手によって、解釈と分析にかけられ、文脈とつながりと、そして解釈を示すように提示され、それぞれのできごとが全体の経験との関連性によってわかるようにする（Elliot 2005）。研究者が収集した、家族と子である重度学習障害児童との生活の語りやナラティブは、全体として論理的な凝集性のある読みものとなる。これにより、家族の語りが内包される文脈が明らかになり、主要な事柄が何であり、これらが他の事柄にどのように影響し、影響されているのかを示すのである。

　上記で示した方法論には当てはまらないものもあるし、2つ以上の視点や、考え方が合わさったものもある。すべての質的方法論に共通するのは、それらは数値データを集めるのではなく、研究対象の複雑さを理解するための詳細を提供するのである。

方法

　質的データ収集に決定的方法はない。最高の方法は、研究事項が明示され、方法論と一貫性があり、求められている情報が収集できるものである（Astin 2009; Carter and Little 2007; Lee 2006b; Russell and Gregory 2003）。

質的研究で一般的に用いられる方法は面接と観察である。しかし、自由記入質問紙、文書（電子メールや日記）分析（Brown and Lloyd 2001）や幅広い多くの方法が用いられている。いつ報告書を読みましたか、という質問は、この方法によって、研究の焦点にきちんと関わっているデータ収集を研究者ができているかということである。

　面接は質的研究ではきわめて一般的に用いられる方法で、半構造的と非構造的の面接がある（Lee 2006b）。構造的面接は、はい／いいえ、あるいは数値化された選択肢の質問（閉ざされた質問）を用い、質的研究にはほとんど適さない。というのも、それらは取り上げている事柄についての綿密な探究を踏まえないからである（Whiting 2008）。半構造的面接は、ある構造と主要な質問を用意するが、対話の進展に応じて他の質問をすることもある。非構造的面接は会話のようで、面接者は一連の事柄をめぐって情報を明らかにしていくが、質問のための明確な連続性や形式はない（Whiting 2008）。後者の2つの手法は、質的研究にはきわめて有用である。それらによって、調査者は面接している人物にとって最も関連し、重要なことを追求できる上、必要に応じて付加的で思いもかけない手がかりを追うこともできるのである（Burck 2005）。

　面接は、様々な手段で行うことができる。対面、インターネットあるいは電話などである。個人あるいは集団でも可能である。一度だけの面接や、何度も繰り返すこともある。求めているデータを明らかにし、対応可能な方法は何でもありなのである。理想とできることのバランスをとることが必要である。対面式の面接は望ましいが、予算が限られていて地理的に遠隔地の集団だという場合、電話による対話が最も可能性のある唯一の方法となる。これは研究の有効性を損ねない。しかし、研究協力者が電話では対面式の面接ほど会話に自信が持てない場合、データの詳細さを失わせてしまう。というのも調査者は言葉にはなっていないが重要な手がかりを得ることができないからである。どちらの方法も長所と短所を備えており、最も有利で、短所が最少のものを選ぶのは調査者の任務であり、これは可能である。

　観察もまた質的研究で頻繁に用いられ、調査者は自分が研究している人

びととその世界を「知っていく」ことが起こる。観察には、参与観察と非参与観察がある（Brown and Lloyd 2001）。参与観察においては、観察者は、観察している状況を経験するために研究対象の一部となるが、理解、分析そして説明ができるような立ち位置を守るのである。非参与観察は、調査者はその場にいても、研究している状況に関わらない。しかし観察は、これらの2つのうちのどちらかというのではない。調査者は自分が研究している状況について、時空的に連続のなかで最善の、参与と観察のレベルを決めることができる。また、調査者は研究の局面ごとに、参与観察者にも観察者にもなることができるのである。任意の段階で選ぶ調査者の役割と、研究している状況とテーマに最適である理由が、研究報告のなかで明白にされればよいのである。調査者が、周囲の人びとの行動や行為に影響を与えていることを考慮しているというエビデンスもある（たとえば、研究協力者が観察されていることを知っているために行動を変える）。

　質問紙は、開かれた質問を使うのであれば、質的データ収集を意図したものである。そして、調査者の言葉遣いによって、研究協力者は詳細な応答をしてくれることも可能となる（Lee 2006b）。質問紙だけで真に「質的」データを集めることは難しい。回答者は求められても、広範な回答をすることができないからである。しかし、もし、それらが短く表面的ではない質的データを実際に提供するなら、それらはとても有用であるはずだ。

　文書分析は、経験が個人や集団そして地域全体に持つ意味の理解を向上させるために用いられる（Brown and Lloyd 2001）。これには、メディアの報道（たとえば、ある家族は新聞社に報道されたことがあるかもしれない）、会議の議事録、日記そして手紙などの確認が含まれる。文書は、データの主要な源であり、もともと他の手法で研究されている状況のさらなる全体像を描くことに有用であったりする。たとえば、重度の学習障害をもつ児童の家族についての民族誌（エスノグラフィ）は、参与観察に基づいて、公的な議論や面接、そして日記やブログの分析が続いているかもしれない。目的は、研究協力者の世界を理解するのに有用なできる限りの資料を使いながら、多様で変化に富んだ経験を描き出すことにある。

　リフレクション（内省）は質的研究の主要な点である。質的研究は実際

111

の生活の文脈で行われ、その一部は、研究をも含む実生活の大半の物事についての解釈、対処、そして決定の仕方に必然的に影響を与える意見や信仰、そして経験があることを前提の知識としている。描写的現象学は、研究者自身のその時点での見方、価値観、そして意見が分析の対象となり、研究に着手する前にそれらをいったん棚上げする（Dowling 2004; Lopez and Willis 2004; Willig 2008:56-68）。一方、他の手法では、研究者はこうした事柄をそのまま受け入れる（Willig 2008: 56-68）。質的研究報告を評価する時に重要なのは、研究者は、自分の視点や経験がデータ収集、分析あるいは解釈の仕方に影響を与えることを認識し、この問題に至る段階を説明している、ということである。このことは、面接や会話への研究者の取り組み方が反応に影響を与えているとか、研究の任意の時点でどのように感じているのかの記録も含み（Whiting 2008）、それによって状況分析にどう影響しているのかを理解できるのである（Burck 2005; Hand 2003）。研究者の記録には、現場での困難、疲労感など、研究の過程や意思決定の道筋に影響を与えたものすべてが含まれている。こうしたことは、研究者がフィールドノートや日記を記録し、それを分析やデータの解釈に使うことで可能となるのである。

　データのトライアンギュレーション（triangulation 三点照合法。第7章参照）も頻繁に言及されている。これは、データ収集に2つ以上の方法を用い、研究対象のテーマをもっと包括的に描こうとする方法である（Moorien 2008）。トライアンギュレーションによるデータ源は観察と面接、文書分析、観察と質問紙あるいは他の組み合わせである。これは必ずしも出てきた源が他の源と一致するかどうかを確認するためではない。むしろ、矛盾や文脈的で可変的と思われる見方を含む研究対象の十全な印象を得るために、異なる視点としてこれらを用いるのである（McBrien 2008）。

標本抽出

　質的研究における標本規模はしばしば小さい（Fossey et al. 2002）。しかし目的は、研究で得られたことを一般化することではないので、標本規模

の小ささは問題ではない。あまりにも多くの研究協力者がいる研究は実際には多くの問題が含まれている。これは標本規模が大きすぎると研究で求められている詳細さを達成できないことを意味しているからである。質的研究で重要なのは数多くの人びとが関与するのではなく、きちんと理解できるために十分な詳細さを確保してデータ収集が行われているかどうかなのである (Polkinghorne 2005)。

質的研究において資料収集を終わらせる時点は、事前に決まっていないことが多い。というのも、これは収集されるデータに左右されるからである。データ収集は通常、調査者が十分な詳細情報を提供できると判断した時に終わる。これは、調査者が、これ以上新しい視点や手がかりは得られないとか、新しい理論は生み出されないと判断した時であり、データ飽和状態ともいわれる (Bradley, Curry and Devers 2007; Parahoo 2006)。しかし、ソーンとダービシャ (Thorne and Darbyshire 2005) によれば、データ飽和状態という用語は、文字通りの飽和状態というよりは、便宜的な終了点として用いる研究者もいる。そして調査者が、この用語を用いるだけでなく、ある研究が本当にデータ飽和状態に達しているかどうかを、実施された面接の数や期間、そして現場で過ごした時間という視点で調べてみるのは適切である。たとえ、研究がデータ飽和状態を達成していなくても、研究から明らかになっていることは有用である。研究の臨床利用に関連する決定は、厳密にいえば、データ飽和状態が達成されているかどうかではなく、示された視点の数が十分に多く、利用できるように説明されているということなのである。

質的調査において有位標本抽出が用いられることは多い (Ryan, Coughlan and Cronin 2007)。質的研究の目的が、考察の厚みと詳細さを確保することであり、集団全体の表象を求めているからではない (Fossey et al. 2002; Polkinghorne 2005)。研究協力者は明確かつ有意的に選ばれている。ある場合には、研究途中で付加的な研究協力者が必要となる時には（雪だるま式標本抽出を使いながら）さらなる選択基準が設定されている (Polkinghorne 2005)。グラウンデッド・セオリーを用いた研究では、調査者は理論発展を始めるので、これに貢献してくれそうな特定の経験がある多くの研究参

加者を探すことになる。アンソニーは、重度学習障害児童を抱えた6人の保護者と面接している研究を手にするかもしれない。研究協力者が日々の支援をしてくれている担当者とうまく問題に焦点を合わせ、そのうちの1人が、この問題を克服するのに自分の研究のための「個人予算」制度を利用することに触れたりすると、調査者は他の協力者に、この問題について当該の人物と話したことがあるかどうかを尋ねることができる。介護提供に関わる任意で重要な問題を経験しているので、研究協力者たちは重要なデータ源である。したがって、該当する協力者を探し出すのはまったく道理にかなっているのである。この種の調査において、少なくとも接触し、調査研究に協力してくれる心づもりがあるかどうかを尋ねないことは十分な対応ではない。この種の研究で標本を事前に特定化しないとすると、それは重要なデータを見逃すことになるし、研究に有害となりえるだろう。

データ分析

　質的データ分析はほとんどいつも、膨大な量のデータを、研究課題、事象あるいは問題に明確に示す一貫した一連の範疇（カテゴリー）、記述、ナラティブあるいは理論へと変える作業をともなっている。これが正確にどのようになされるのかは、方法論と用いられる方法に左右される（Vishnevsky and Beanlands 2004）。しかし、焦点は常に文脈（テキスト）の分析と、これを数値ではなく言葉、意味そして解釈の形で提示することにある。

　質的データの分析は、記録された正確な言葉と文字化された記録、そしてこれらに基づいて調査者が行う解釈を含む（Campos and Turato 2009）。データは手始めに、任意の意味を持つと思われるデータに一連のコードを当てはめていくのが常である。これらのコード化された塊が次にはテーマあるいは範疇にまとめられていく。つまり、共通する筋道でまとまるコードの集まりである（Balls 2009; Burla et al. 2008; Campos and Turato 2009）。このやり方は多様であるが、データの塊を意味のある一片に砕いていくこと、さらに、全体を理解するために、類似した意味を持つものに糸を通してまとめていくことは質的分析と解釈の本質である（Compos and Turato 2009）。

データ片を描写するコードは、研究の性質や目的に応じて演繹的、帰納的、あるいは両方を用いても発展させていくことができる（Bradley, Curry and Devers 2007）。演繹的コード化は、関心のある話題あるいはコードをデータ分析以前に用意しておく。帰納的コード化はその逆で、データを通して読み取り、データから読み取れることを確認しながらコードをつけていく。これらの考えがコードとなり、その方向づけをする（Bradley, Curry and Devers 2007）。

質的データ分析において、方法によっては、データの塊ごとに使われるのは1つのコードであったり、1範疇に1つ以上のコードが使えないと決められたりすることもある。しかし、多くの場合、データには2つ以上のコードが用いられるし、そうなるべきなのである。これは、人間の経験が本質的により合わさっており、相互に排除することはできないからである（Greneheim and Lundman 2004）。たとえば、重度学習障害のある青年の母親が、休暇の計画の経験を次のように語ったとしてみよう。

　「準備に3ヶ月かかりました。移動や介護の担当、彼の世話にかかる費用、場所などです。かなり疲れましたし、私の不機嫌の理由でもありました。これらを準備するのはかなり大変だからです」

この文章を「休暇」「費用」「社会からの提供」「不機嫌」「疲れ」「人の準備」「移動手段」という他のデータの文脈で考えることが重要である。この文章を1つのコードに限定してしまうと、データ分析の全体像から重要な情報の一片を失う。つまり、「費用」についてのコードからこの情報を除外してしまうと、重度学習障害児を持つ親が休暇を計画している時に直面する費用が欠けていくことになる。それでも、ある報告書が、その方針として1項目について1つのコードだけを用いるとして、きちんと理由を述べ、研究の計画とその精神に当てはまっているなら、報告書そのものは受容される。

質的研究において複数の人間がコード化することがよいという議論もある。大規模な研究でのコード化は複数の人間が携わることがあり、これは、

実際にそうあるべきなのである。なぜなら複数の人間が行うことで、データ解釈の際の調査者の主観の影響を抑えることができるからである。コードが明確に定義され、それが一貫して適用されていることが必要である。しかし、研究が進展するにつれて、新しいコードが生まれてくる時、この作業は困難である（Burla et al. 2008）。グラウンデッド・セオリーのような手法では、複数のコード化担当者が関わるのが適切とは限らない。というのも、この手法による研究は既存のコード体系を用いないからである。つまり、コード化は研究の進展とともに発生するし、データ収集とほぼ同期している（Burla et al. 2008）。もし複数のコード化担当者が関わったとすると、そのために必要なコード間の調整レベルと、それが受容されるレベルは、規定されていなければならない。これは、k統計（Kappa Statistic）のような手法を使うことで可能となる。つまり、逐語録がそれぞれにコード化され、その適用の一貫性が比較されるということである（Burla et al. 2008）。研究チームは質的研究のなかで、どの形式にコード化担当者が複数必要であるかを決めたり、これが研究の質にどのような影響を与えるか（高めるのか低めるのか）を決める必要がある（Burla et al. 2008）。質的研究における多くの視点と同じように、1つの事柄がすべてによいとはいえない。重要なのは、取り上げている事柄に適切なものは何かを見極めることである。

　質的研究でのデータ分析の過程は詳細になされるべきであり、その結果、収集されたデータの現実性と正確さを表しているかどうかを、読者が判断できるべきなのである（Thorne and Darbyshire 2005）。

データの真実性

　研究で明らかになったことを適用する（しない）にあたって重要な事柄は、結局のところ次の疑問に行き着くのである。つまり、明らかになったことは真実であり、結果と提言は納得がいくものか、ということである。

　質的研究の質と真実性をどう判断するのかという議論が多くなされてきている（Hove and Severinssson 2007; Tobin and Begley 2004）。質的研究の目的

は量的研究の目的とは異なるので、価値評価のために同じルールを使うことはできない。かわりに、その本質に適合した研究の質審査の方法が用いられるべきである。質的探求に対してすでに存在している多様な手法を使ってもすべてに適用できる一連の基準を提供できることはほぼあり得ない。しかし、複数の基準または指針を質的研究の評価に用いることが必要である（Dixon-Woods et al. 2004）。研究の信頼性といわれるものを評価するためにリンカーンとギューバが提案した基準（Lincoln and Guba 1985）は有益であるとして頻繁に引用されている。その基準は、信用性、信頼性、転写性、そして確認可能性である。

　研究の信用と信頼の特性は、研究から明らかになったことが真実であるということに、どれほどの信頼と自信を持っているかということである。質的研究は、「真実」と見なすことの主観性を前提としている。信頼性と信用性は、研究協力者が真実を話したかどうかではなく、調査者が見聞したことを忠実に再現しているかどうかに関わっている。アンソニーは、子の教育がどのように拒否されたのかを述べている家族を扱った研究を手にしているかもしれない。そのなかで描かれていることは、必ずしも「真実」ではないかもしれない。彼らは失念している援助を得ていたかもしれない。あるいは、本当は援助だったのを、そうとらえていなかったのかもしれない。アンソニーにとって重要な真実は、家族が援助を受けとったのかを信じているかどうかではなく、調査者の認識なのである。そして、調査者の現実への見方ではなく、現実について家族の感情が示されていることが重要なのである。

　信用性は、データ収集と分析を通して研究の意図した焦点が提示されていることに対して調査者が持つ自信の程度と関わっている（Graneheim and Lundman 2004）。これはデータ収集にふさわしい方法を用いているか、データのトライアンギュレーションが用いられているか、標本とその抽出、研究の文脈化と長期の拘束、面接の密度、そしてフィールドノートを綿密にとっているか、データ分析の方法などである（Roberts and Priest 2006）。

　信用性はまた、研究協力者の見方と研究者が提示していることとの一貫性にも関わっている。読者は、この点を判断することはほとんど不可能で

ある。というのも、読者は研究協力者を知っているわけではないし、収集されたデータを全部見ているわけでもないからである。しかし、研究がきちんとした手順を踏んだかどうかを確認することはできる。信用性は以下の方法でも確かめることができる。それは、調査者が自分の経験、情報提供あるいは存在が、研究にどのように影響を与えたのかを解釈したり、それによって、彼らの見方がきちんと提示されているのかを研究協力者とともに確認することである（回答者による確認あるいは照合作業として知られている。Koch 2006; Roberts and Proiest 2006; Russell and Gregory 2003）。人びとが考えていることを、研究者がきちんと解釈しているかどうかを尋ねてみることは有益である。私たちは、人びとは私たちが話したことを理解し、それに基づいて行動したり繰り返している、と彼ら自身が考えているという経験をしているが、それは必ずしも当たっているわけではない。研究協力者（回答者）による確認は、研究過程で「そんなこと言ったことはない」という問題を克服することを目的としている。

　研究協力者の承認を得る価値は、それでも過去に論争になったことがある（Graneheim and Lundman 2004）。協力者が承認を求められることは、明確でなければならない。たとえば、調査者が面接で聞いたことがそのまま逐語録に出ているかどうかとか、解釈や結論の確認である。また、研究協力者の描き方について、調査者は正しいと信じていても、協力者本人が同意しない時にはどのような対応するのかの決定もしておかねばならない。集団面接の状況において、参加者全員に解釈の確認を求めるのは難しい。代わりに、議論進行役が、時々進行を中断し、協力者と確認するために論点整理を行う。ある状況では、回答者による承認は実行可能でなく、望ましくもない時がある。しかし、もし回答者の承認を考慮するにしてもしないにしても、その理由を考えることは有益である。

　信頼性は研究過程について重要な情報を提供しているかどうか、さらに結論がいかにして出されたのかと関係する（Koch 2006）。それは、収集されたデータが検査されているか（検査可能性）の考え方につながる。さらに、これはコード化のされ方への言及と、意思決定に内包される思考過程の描写も含む。しかしながら、研究雑誌で許されている文字数では、そう

した過程の詳細な議論はできない（Dickie 2003）。そのため、それらは望ましいことではあるが、研究報告で行うのは容易なことではない。

　応用性は、研究でわかったことを他の状況や集団に適用できる度合いに関わる。質的調査は一般化を目指しているわけではないが、自分の研究領域に当てはめられることを知っておくべきである。このためには、報告書は状況と研究の文脈、研究協力者の特性について詳細な記述を提供し、研究者は、研究で明らかになった事柄を応用したい状況にどれほど近いかについて判断することになる（Graneheim and Lundman 2004）。

　承認とは、研究で明らかになったことがデータから抽出されている、ということである（Tobin and Begley 2004）。承認が確立するのは、信用性、応用性、そして信頼性が達成された時である。

　リンカーンとギューバ（Lincoln and Guba 1985）が示唆した基準が研究の質を明示する最良の方法であるということで、質的研究の専門家が同意しているわけではない。こうした基準を使わない研究者は、研究評価の方法を述べるだろう。そして、同じように受容可能な基準が多くある。基本的指針そして質的研究を評価する時に考慮するとすれば、やはりリンカーンとギューバ（1985）の基準が有用であろう。

　質的研究への批判の内容は、その質を知り得にくいということである。つまり、読者は面接を直接耳にするわけではない、逐語録を見るわけではない、などである。これはまさにその通りである。しかし、同じことは量的研究成果にも当てはまる。私たちは、調査者が採血していること、統計学者が計算していること、さらに、統計値を確認するために結果の一覧表を持っているのを目にすることはほとんどない。私たちは信用するだけである。公開された研究を信用しなければならない。そして、信用は間違えることもある。このことは、すべての研究に当てはまることであり、質的研究成果に限ったことではない。

研究から明らかになったこと

　すべての研究において明らかになったことは、研究している事柄や課題

と明確に関わっている。質的研究において、これはどのテーマや範疇が研究目的、課題そして対象のどれと関わっているのかの概略を示すことで達成できることが多い。引用によって、研究から明らかになった事柄を浮かび上がらせるのは、具現化の方法を示すために要点が示されることになる。量的研究と異なり、特別な基準（たとえば、p値*のような）があり、明らかになったことは「有意である」とか、それに基づいて行動するべきであるということを示すわけではない。かわりに必要なのは、欠損がない、厚みのある記述と包括的なデータかどうかを見極めることである（Graneheim and Lundman 2004; Russella and Gregory 2003）。引用は匿名とされることが常だが、どの引用を用いているのかを筆者（調査者）が示唆しているのは助けとなるだろう。もし、被面接者が20人いて、彼らの意見はみな重要なのだが、調査報告書の引用が1人だけなら、調査者は、現実世界で見ることができる多様な見方や意見の相違を示しているのかどうかという疑問を持たせてしまう。

結論

研究の結論でなされる主張は、研究で明らかになった十分なエビデンスで裏づけされるべきである。質的研究において、結論はすべての状況でなされるべき事柄の一般化ではない。それは研究の底流にある主要な事柄や思考、それらの重要性と内容を浮かび上がらせることである。もし結論まで読んできて、調査者が研究で明らかになったことをもとにして、いかにして結論をまとめようとしているのかがわからなかったとしたら、もう一度その研究を読み直してから、応用性を考えてみるべきである。

質的研究の臨床応用

質的研究を1つ取り上げて、それを使えば今以上にうまくという自信を持って他者に勧めることはできない。量的研究よりも質的研究を利用した

---

*第5章（93ページ）参照。

と自信を持って述べるのはもっと難しい。Aという銘柄のドレッシングが最高に使い勝手がいいと示されたら、それを使うかどうか自信を持って口にすることができる。しかしアンソニーが、児童のこれからの生活に関する親の話を時間をかけて聞いてきた研究者の評価を描いた研究を手にしているなら、この研究から得られた知識を応用すると確信して言うことは難しいだろう。彼は親と時間を過ごしたかどうかを言えても、きちんと聞いたか、あるいは両親が聞いてもらえたと感じているかどうかを明言することは難しい。彼ができることは、それについて考え、さらには考慮し、両親が望む時間、彼らに耳を傾けるのに最善を尽くし、両親に面接することを、仕事上の他の任務よりも先に優先することである。質的研究は、その応用性も含めて測定しにくいのである。

まとめ

質的研究を利用するかどうかを決めるために、いつでも使えるルールを1つだけ探すのは不可能である。かわりに、質的調査の意図を念頭において、データ収集と分析法がその研究視点に適切かどうかを考え、それらが取り上げている事柄に適しているかどうかを判断しなければならない。質的研究を臨床に使う時には、自分の仕事場が研究の内容に十分に類似しており、研究で明らかになった事柄の類似性と相違性を検討して、研究の応用可能性を考慮しなければならない。これはきわめて個別的であるが、重視しなければならないことである。

参考事例

ナタリーは地域の児童青少年精神保健サービスで働いている。彼女は、摂食障害を抱えた子を持つ親たち用のサービスの充実に関心がある。何が有用かを考えているが、文献によって他の考え方や方向性を探りたいと思っている。

彼女は次のような文献を手にしている。

論文 1

題名：食べられないし、食べたくない：神経性無食欲症の子との生活

研究目的：研究の目的は、神経性無食欲症の子を持つ親の経験を知ることである。

方法論：研究はグラウンデッド・セオリーの手法を採用している。

方法：1年の期間にわたる神経性無食欲症の3人の女子の親との一連の面接。1人の親とは6回、他の2人とは5回の面接を行った。面接を止める決定は、情報飽和となった時である。調査者は面接中に観察記録をとり、記録を残した。また、調査者の感情、解釈、それから状況への対応も記録した。取り上げているテーマや、浮かび上がるであろう事柄についての先入観を持たずに研究に関わろうとしたと述べている。

標本：3家族が対象となった。父親1人と2人の母親である。子たちの年齢は14歳、14歳、そして16歳である。家族構造と社会経済的地位の詳細は示されている。研究はアメリカで行われた。

データ分析：主題分析と明示されている。

倫理審査：倫理審査は大学の倫理審査委員会で承認された。研究協力者からは、インフォームド・コンセントが得られている。

研究から明らかになったこと：研究で明らかになったことは、調査過程で生まれてきたテーマのなかに示されており。これらは、面接からの引用で裏づけられている。テーマは、無力感、怒り、罪、不安（将来への）、子の将来への不安、判断（専門家からと社会から）、スティグマ（烙印）と欲求不満であった。

結論として、神経性無食欲症の子を持つことは、相互関係のある多くのレベルで親に影響を与えている。感情的なところでは、無力感、不安感を生み出し

ている。神経性無食欲症の子を持つことは、親の役割を果たす能力に影響を与えている。たとえば、養育者・保護者としての親の役割は失われている。これは親の感情状態に影響を与え、自分と子に対して怒り、罪意識、そして欲求不満を生み出している。怒りと欲求不満は、（保健医療を）改善するのに苦労しているサービス提供者にも向けられている。神経性無食欲症は家族の社会的な行事にも影響を与え、それが自分たちの役割や感情的な幸福感にも影響を与える、子と親にとっての烙印となっている。

　研究によれば、家族の経験についての詳細な考察を提供し、これら、神経性無食欲症の子を持つことがどのように複雑に相互関連しているのかについての理論を提示している。一般化可能性を求める意図はなかったが、研究で明らかになった事柄は、他の家族や状況にも関連していることを示していた。

評価

目的：この論文はナタリーの仕事と大いに関連していると思われる。

方法論：テーマは質的パラダイムで、方法論としてグラウンデッド・セオリーにふさわしい。意図は、実生活の文脈とそれから生じる理論を導くために、状況の詳細な理解を集めることである。研究者は、テーマや想定しうる事柄についての事前知識を排除して状況にどのように対処したのかを説明している。

方法：これらは研究に適切と思われる。数次にわたる面接によって、情報の詳細な考察が可能となり、最初に明らかになった事柄を通して、理論の抽出、確認、拡張が可能になる。

標本：研究は3家族を対象にしている。1人の父親と2名の母親である。この数であれば、質的調査に必要とされる深い関わりが可能となる。家族の選択の仕方は不明であるが、この研究から得た情報を臨床で用いるかどうかを決めるためには重要ではない。

倫理的事柄：インフォームド・コンセントが得られており、関連する倫理委員会から承認がなされている。

データ分析：データは適切な手法で分析されている。信頼性は長期にわたる関与で示されており、調査者は飽和時点まで調査を続けている。現場での調査状況に関わる感情や対応の記録も残されており、適切な方法が使われている。回答者の承認も、明らかになったことが継続的に確認され、同時に行われた面接での考えも確認されている。テーマがどのように生まれてきたのかは示されていない。しかし、これらはたぶん研究雑誌の制限によるものであり、信頼性、検証可能性を判断することは難しい。内容は、読者が、研究で明らかになったことの応用性を検証できるように述べられている。したがって、本研究の信頼性はそれなりにある。

明らかになったことと結論：研究で明らかになったことははっきりしており、結論と理論はここから生まれている。本論文は固有の見方を提供しているものの、保健医療のサービスを展開する上で留意すべきことがある。つまり、本研究がアメリカで行われていることが、英国の事情への応用性に制限を加えている。たとえば、それはサービス提供の方法である。論文は特別な提言はしていない。しかし、明らかになった事柄は、両親にとってどのようなサービスが便利かというナタリーの考えに焦点を合わせることで、有益になるであろう。

論文2

題名：神経性無食欲症児を持つ親の経験

目的：論文は、神経性無食欲症の子を持つ親の経験を考察することを目的としている。

方法論：本研究は質的方法論を採用している（これ以上の情報は提供されていない）。

方法：神経性無食欲症の子を持つ親とのフォーカス・グループ面接を通した半構造化面接を用いた。
　面接は1時間から1時間半ほど行われた。録音され逐語録が作られた。同形

式の面接をすべての集団に実施した。

標本：全部で22名の親が研究に協力した。フォーカス・グループは各5～6名から構成されていた。4グループに分かれた。男親と女親が混ざることが望まれたが、22名の研究協力者のうち、男性は4名のみだった。4名の男性は2グループに分かれた。これらの研究協力者は、保健センターと、神経性無食欲症の若者の面倒をみている施設での広告を見て、自発的に協力を申し出てくれた便宜的ボランティアだった。

倫理：英国保健サービスの倫理委員会が承認している。研究協力者たちは、彼らの個人情報が部外秘とされていること、またグループ内での他の協力者が提供した情報に関しても、情報の秘密性を知られている。

データ分析：データ分析は面接での情報の逐語録の帰納法的分析である。コードを用い、範疇化し、主要テーマを提示している。

明らかになったこと：研究でわかったことは、浮かび上がった範疇の見出しのもとでまとめ、記されたコードと範疇は、親たちからの発言を引用することで裏づけされている。それらの見出しは、「感情的重荷はあまり認められていない」、「必要な介護が認められていない」、「支援の欠如」、「非難」、「罪の意識」、「不確実性」そして「心配」であった。

結論：神経性無食欲症の子の世話に対する感情的重荷、臨床での介護の必要性、生活への影響は、あまり認められていないと親たちは感じている。提言では、親たちは、自分たちが一般的に支援されておらず、子どもたちの状況に責任があると感じている。そのことが彼らに罪悪感を持たせていた。親たちは、何が期待できるのかわからないと感じているし、どうすれば子どもたちの助けになるのかもわからないでいた。親たちは、教育や雇用、そして長期的な健康状態において子どもたちの将来への不安を抱えていた。

　結論では、研究は、親たちの経験をある程度の詳細さで理解しようとしており、個人的かつ共通した経験を明らかにしている。本研究は一般化可能性を掲げているわけではないが、保健医療従事者が考えるべき多くの事柄を浮かび上がら

せている。

評価

目的：本研究の目的は関連するテーマであると思われる。

方法論：本研究では質的方法論が用いられている。これは人びとの生きた経験を洞察するには適している。質的方法論のなかで何を採用するのかは述べられていない。しかし、研究のなかでなされる決定がそれぞれに一貫しているならば、これは問題ではない。もし1つの視点あるいは方法論にきちんと合致しない研究であるなら、方法論を明示しない方が望ましい。

方法：フォーカス・グループには賛否両論がある。しかし、これらを採用する理由付けが示されており、納得できるものである。各グループの協力者の数は受容できる。つまり、一連の考え方や見方を浮かび上がらせるに十分である。しかし、十分に詳細なデータを得られたり、論議を生み出したりするほど大きな規模ではなく、意見表明できない協力者が見つかったりするほどの大きな数でもない。特定のグループが主導権を握りすぎたり、あるいは逆に意見表明できないでいるグループがいたという示唆はない。したがって、このグループ分けは「うまくいった」と想像できる。面接は1時間から1時間半行われたので、それなりに深い議論があったと思われる。

標本：研究協力者は研究に好ましい。彼らはボランティアであり、自分たちの経験を分かち合いたいと強く望み、見方を表明したいと望んでいたともいえる。また、協力者たちは、提示したいデータを持っている人びとである。しかし、逆に、有意標本抽出であったなら得られたかもしれない見方を失っている可能性もある。子どもたちの年齢、性別そして他の人口統計学的な情報は示されていない。

倫理的承認：倫理委員会の承認を得ており、研究は倫理的に健全な指針にそって進められている。全般的かつグループ内での情報秘密性の問題も明らかにされている。

データ分析：データ分析法は、データ収集法に合致している。回答者の承認についての言及はない。フォーカス・グループにおいては、このことはどの状況でも問題であるはずだ。しかし、解釈についてのその場での確認やグループ・フィードバックがあるかどうかがわかると有益だろう。

結果：これらは幅の広い見方を提示し、範疇は関連するデータを含むと思われる。様々な親の発言が引用され、研究で明らかになったことを裏づけている。このことは、グループ内にあるかもしれない矛盾や多様な見方が提示されていること、そしてグループのすべての参加者が自分の意見を述べることができると感じていることを示している。男親の見解も含まれている。しかし、その数が少ないこと、自発的標本および研究の特性から、「父親の見解」として一般化しないということを研究者は強調している。

結論：これらは結果と一致している。本研究は、一般化可能性を求めていない。しかし、十分なデータを提供しているので、ある一定の深さの理解を示している。最初の研究と同じように、本研究は臨床に対して特別な進言はしていない。研究の過程で明らかになった問題は、家族支援のために、ナタリーがサービスを展開しようとしているのに役立つと思われる。

　本研究で浮かび上がってきたテーマの多くが、関連あるいは類似性を含んでおり、ナタリーの考察にとって重要な意義を持っている。

7 ミックスト・メソッドによる研究を評価する

> **設定**
>
> ケイトは、外来診療科に勤務している。ここでは、診察予約を入れた外来患者が、実際に来院する率が目標を下回っている。そこで、彼女は改善する方法を調べるように依頼された。彼女は、そのテーマに関する様々な論文を見つけた。それらには、「ミックスト・メソッド（混合研究法）」または「ミックスト・メソドロジー（混合方法論）」を用いていると記されているものがあった。[*]

ミックスト・メソッドによる研究の原則

ミックスト・メソッドによる研究は、質的方法と量的方法を組み合わせて行われた研究と定義できる（Creswell 2003; Halcomb, Andrew and Brannen 2009; Johnson and Onwuegbuzie 2004）。この方法における前提は、量と質を考慮することが、ある一連の手法よりも研究対象の情報をより多く生み出し、理解するのに必要であるということである。ミックスト・メソッドによる研究は、質的方法と量的方法をそれぞれに用いて行われた2つの

---

[*] mixed methods は「混合研究法」と訳されることが多いが、本章では、カナ表記でミックスト・メソッドとし、本章で頻繁に登場する mixed method research(es)/study(-ies) と区別するために、後者を「ミックスト・メソッドによる研究」としている。

個別の研究ではない。なぜならば、この研究は研究対象の全体像を提示するために、異なる観点からデータを集め分析するからである。

この方法を用いている研究では、データ収集と分析において質的・量的な方法を採用している。ミックスト・メソッドは、あなたが購入しようとしている品物の価格と品質の比較にたとえられるかもしれない。あなたが、半年間の低予算の旅行のために一着のズボンを購入したいとしよう。旅の思い出に土産の品々を買い込むことも計画しているので、そのズボンを購入するためにはおそらく量的な情報、すなわち価格を知りたいと思うだろう。しかし、あなたはおそらく最も安価な品物が欲しいわけではないはずだ。というのも、安物のズボンだと1週間ももたずにボロボロになってしまうかもしれないからである。あるいはズボンの見た目があまりにひどいと出かける気になれず、まるまる半年間も外出せず室内に留まらなければならないかもしれない。したがって、何を購入するかを決めるのには量と質の両方の情報が必要になるであろう。両方の情報を持つことと同様に、ミックスト・メソッドによる研究では情報分析は統合され、量的推論は質的な発見の文脈において議論され、分析される。そしてその逆もありうるのである (Tashakkori and Creswell 2007)。したがって、2つの方法を用いて得られたデータは、1つの方法論あるいは2つの方法による個別の研究より、より全体像を呈するであろう。

ケイトに関連するミックスト・メソッドの研究では量的方法論を用いて、診療科ごとに予約があるのに診察に来ない人びとの数を、初診か再診か、あるいは年齢、性別、郵便番号による居住地などの変数によって外来診療科の全体像を図式化するかもしれない。それに続いて質的方法論が用いられ、最初の段階で入手したデータについて、確認できた理由、明確になった理由、あるいは説明できない理由などをもっと深く調べるために、来院しなかった人びとのなかから少数を選び面接（インタビュー）を行うかもしれない。人口統計学的情報からは、比較的裕福な人たちが居住しているという評判の地域で、予約したのに来院しないという統計的に有意な割合が提示されるかもしれない。このことが、外来への通院の低さと関連する理由は、おそらく調査に値するだろう。それによって、仕事による拘束、

家庭医から病院への紹介と診察予約がとれるまでに要する時間、あるいは他の理由で、来院せずに私費での診療を受けると決めた人たちに関係しているとわかるかもしれない。あるいは詳しく調べることで、経済的地位と来院との間には関連はなく、前年にこの地域から病院までの大規模な道路工事がなされており、通院を妨げていたことがわかるかもしれない。研究の最初の部分の量的研究は、それに続く第2段階での適切な標本抽出（サンプリング）のパラダイムを明示するであろう。たとえば、研究の最初の部分で得られたデータは、第2段階でインタビューに適する人たちを同定するのに用いられるであろう。

このことはあまりにも明白なので、本書でまるまる一章を割いてまでわざわざ論じることが不思議かもしれないが、ミックスト・メソッドによる研究には議論の余地も多い。というのも、質的・量的なパラダイムや関連する方法論は知識について異なった仮説に基づいているので、2つを一緒に用いることはできないと主張する研究者たちもいるからである（Flemming 2007; Giddings and Grant 2007; Johnson and Onwuegbuzie 2004）。それに対して、ミックスト・メソッドによる研究を支持する人びとは、2つの方法を厳密に分ける必要はなく、あらゆる形式で知識の補完的特性が認識されるべきであると主張する（Flemming 2007; Johnson and Onwuegbuzie 2004）。パラダイム、すなわち知識の特性に関する信念は、ミックスト・メソッドによる研究を支持しており、プラグマティズム（実用主義）としばしば言われている（Johnson and Onwuegbuzie 2004; Mac-Innes 2009; Morgan 2007; Tashakkori and Teddlie 2003）。プラグマティック（実用主義的）な視点からすれば、取り上げられている問題を探究するための最も有効な方法を決めるのは、研究デザインと研究における主要決定因である（Mertens 2005; Morgan 2007）。この立場から、量的方法と質的方法を用いることが、取り上げられている話題を探究するとか、あるいは調査するのに最適な方法であるとすれば、単一の研究において2つの方法論を組み合わせることは、まったくもって受容されることである（Morse 2003; Mertens 2005; McAuley

---

＊英国では公的基金によって運営される医療施設での治療は無料。それ以外では、民間の医療保険を利用したりするため有料となる。

et al. 2006; Johnson and Onwuegbuzie 2004）。これについては必ずしもすべての人が賛同するわけではないが、これはミックスト・メソッドによる研究の前提である。

ミックスト・メソッドによる研究が有用なのはいつか

　ミックスト・メソッドは、保健医療に関連する研究に有用であるとますます言われるようになってきている。その理由は、研究対象の多くが、1つの方法論で適切に対処できるとは限らないからである（Curry, Nembhard and Bradley 2009）。ケイトは、外来診察の予約がどうすれば改善されるかを探求しているミックスト・メソッドによる研究を目にするかもしれない。データ収集の方法として、はい／いいえ、あるいは空欄にしかるべき印（チェックボックス）をつける質問であったり、もう少し詳しい回答を得られるようになっている質問のように、量的と質的の両アプローチからなる調査紙が挙げられる。量的質問からは、人びとが重視するのが待ち時間の短さや利用できる軽食の情報であり、一方、質的質問ではそれを確認すると同時に、病院関係者の話し方、診察の遅れの情報の伝えられ方とその正確さである。これらは、大変に重要であるということが加えられ、「受容できる」ことと「できない」事例が詳しく追加されるかもしれない。研究の両側面は有益な情報を提供し、それらの情報を一緒に見る時、1つの方法を単独で用いているよりも、さらなる全体像を提示するであろう。

　ミックスト・メソッドを実際に用いるかどうかを決定する際に知りたいことは、おそらくこの方法に対する賛否に関わる学術的（アカデミック）な議論ではなく、眼前の論文が役立つのか否かということであろう。このことを決定することは、（どんなパラダイムまたは方法論を用いようとも）研究に基づいて実行する価値があるかどうかを確認することを意味する。つまり、これらの原理を研究に適切に適用したり、明らかになったことを統合したりあるいは相互に知識を提供したりできるかどうかを確認し、このような方法が賢明かどうか、また知見が「適用」できるものかどうか

を決定することである。

何について研究するか

あらゆる研究がそうであるように、ミックス・メソッドの研究においてもまず、それが何のための研究であったかを確かめることである。この情報は、研究課題、研究疑問、研究目的の記述、あるいは目標や対象として、様々に提示されるであろう。それには、研究の量的な部分が有効なら仮説が含まれているだろう。ミックスト・メソッドにおいて、研究を明確に記述する方法は1つではないが、研究の最初の部分で方法を組み合わせて用いることの必要性を示しておかねばならないだろう。

先行文献研究

ミックスト・メソッドによる研究の文献検討において確認すべきことは、他の研究と同じである。先行文献研究の提示の仕方は、研究方法がどのように混合（ミックス）されているかにある。もし、研究の出発点がグラウンデッド・セオリーの形態をとるのであれば、まずこの部分を終えたあと、先行文献研究全体が提示される。もし、研究が、外来診療科において、外来患者が重要と考えていることについての調査から始まり、次に来院している患者の経験についての現象学的な研究が続くなら、文献検討はおそらく最初に行われることになる。先行文献の検討は、研究デザインによっては、2つの部分に分けられることもある。しかし、多くの論文は字数制限のため、研究者はいつ、なぜ、またどのように先行文献の研究をしたのかについては、詳細に踏み込むことはない。文字制限2つの部分でなされている場合は特にそうである。いつ、そしてどのように先行文献研究がなされたのかを理解するのは有益であろうが、詳細が示されていないとすると、研究の質とは無関係であり、研究者は別件の報告を優先していることを示しているだけであることになるだろう。ミックスト・メソッドは方法論に触れることを意味しており、また5000語という字数制限があるとす

7　ミックスト・メソッドによる研究を評価する

ると、述べるべきことを取捨選択しなければならない。

方法論

　ミックスト・メソッドによる研究では、第5章と第6章で述べたいずれの方法論も用いる。方法論は連続的に（順番ごとに）、あるいは共時的に（同時に）用いられる（Creswell 2003; Curry, Nembhard and Bradley 2009; Mertens 2005; Tashakkori and Teddlie 2003）。ケイトが見つけた論文は、量的方法論を採用しており、外来診療科の環境についての調査紙を作成し、量的方法を実施し、そして調査紙で浮かび上がった課題（issues)を深く調べるために質的方法が採用されているかもしれない。この研究の量的側面では状況が概観され、さらに探索される事柄を浮かび上がらせる。質的研究を行うための適切な協力者（個人または探し求めるタイプの特徴）が同定され、質的部分が続くことになるだろう。別の研究では、質的方法論から始まり、予約したのに来院しなかった15名に詳細な面接を実施し、そして、その結果をサービス改善に活用する。そして、来院率改善につながったかどうかを調べるために、量的方法論を用いて評価を行うかもしれない。

　それとは別に、異なる方法論が共時的に実施され、相互に組み込まれることもある（Creswell 2003; Curry, Nembhard and Bradley 2009; Mertens 2005; Tashakkori and Teddlie 2003）。予約している外来診療科への来院に関する患者の経験についてミックスト・メソッドによる研究は、民族誌(エスノグラフィ)（質的研究法の1つ）と量的調査で構成されているかもしれない。民族誌(エスノグラフィ)では、研究者は外来診療科の文化を理解するために、中心的担当者と患者への長期にわたる観察と、両者との徹底的な話し合いを行おうとするだろう。調査紙が診療科のすべての関係者に届けられ、外来患者の来院促進の仕方についての意見を確認することになるかもしれない。調査データは、全担当者の意見の全体図を把握することと、担当者と研究者の両者の認識を比較することのために利用できる。民族誌(エスノグラフィ)によって明らかになる文化を理解することで、支持されていた見方と患者が臨床で経験していると思われる見方と

133

の間に、はっきりとした齟齬が存在する理由が明らかにされることもあるであろう。

　研究の各側面に配分された重みは、研究目的によって異なる（Curry, Nembhard and Bradley 2009）。質的アプローチと詳細な面接（インタビュー）を用いて、外来患者が医療担当者の対応をどう認識しているかを調べ、その後、英国保健サービス財団において、関連する全医療担当者を対象に量的調査を実施する研究もあるだろう。各側面で得られるデータのタイプは大きく異なるが、それらは外来診療を予約した患者の経験を理解するのに、どのデータも等しく重要であると考えられる。別の状況では、さらに詳細な質的な面接（インタビュー）を行うための手がかりを生み出そうとして量的データが集められるかもしれない。このことは以下を意味するだろう。量的側面はその研究に欠かせない部分であり、高度な基準に合わせて実施されなければならないが、最終的な分析では、質的側面より重要視されたり、あるいはより大きな関心を持たれることになるかもしれない。しかし、どんな重みづけであっても、研究のあらゆる側面は、体系的に着実に実行されるべきであり、結果や結論の展開において明確な位置づけがなされているべきである。

データ収集法

　ミックスト・メソッドによる研究における重要な疑問は、あらゆる研究がそうであるように、その方法が研究で求めているタイプの情報収集に最適であったかどうか、ということである。ミックスト・メソッドによる研究では、どのような方法も用いることができる。またその研究の焦点にとって適切であれば、いかなる組み合わせやつながりでも用いることが可能である（Creswell 2003; Curry, Nembhard and Bradley 2009; Mertens 2005; Tashakkori and Teddlie 2003）。このような方法が、果たして研究のための問題設定（リサーチ・クエスチョン）あるいは研究課題（issue）が求めている情報を探し出すのに良い方法であったか、ということが重要な疑問である。

7　ミックスト・メソッドによる研究を評価する

　異なる方法あるいは方法論的アプローチによって収集されたデータは、それぞれの視点から収集された情報を確認したり、比較したりするために、トライアンギュレーションが用いられる（MacInnes 2009）。たとえば、予約日時にどの程度の選択肢があるのか、外来診療科に来院するためにどのくらい時間がかかるか、診療科でどのくらい待つか、担当者とどのくらい過ごしたか、そして、施設は充足していると感じたかどうかについては、患者に調査紙の回答を求めることで量的データを収集できるであろう。これは、患者が自分の次の予約について選択肢が与えられていたか、患者の待ち時間、患者は待っている間に何をしていたか、担当者が患者にどう対応していたのか、そして待っている患者との話し合いがあったのかに関して観察者が記録した質的データと比較されることになる。調査紙による回答から、人びとは予約の時間設定に選択肢がなかったと感じていたことが示唆されるかもしれない。しかしながら、観察者からみると、再診予約では、患者たちには何らかの選択肢が与えられていることを記録していたかもしれない。検討したところ、初診予約では選択肢がなかったが、再診予約については、週の１日で２時間枠内という制約はあるが、選択肢があることを示しているかもしれない。２つの方法論から得られたデータは、サービス提供者が患者に選択肢を提供したと感じているのに対して、このことが人びと（患者）に本当の選択肢があったと感じさせないのはなぜか、また「選択肢」が意味するのは何か、そして明確にしなければならない理由を示しているであろう。

　ミックスト・メソッドの用い方に、正しいとか誤りであるとかいうことはない。それは研究の目的が何か、データの配列や使用がどのように的確で正しい全体図を、あるいは既存の異なる視点を忠実に示す図を構築しているのかによる。ミックスト・メソッドによる研究を評価する時には、方法論、すなわちどのように方法が用いられたか、どのような順序で用いられたか、そしてテーマを考察するために良い方法でありえたかどうかに焦点を当てるべきである。

標本

標本抽出（サンプリング）は、ミックスト・メソッドによる研究において、大きな課題であろう。その理由として、質的と量的の2つのアプローチが用いられるところでは、支える標本抽出の原理が異なるからである（Collins, Onwuegbuzie and Jiao 2007）。しかし、研究報告を評価する時には、同じ原理が用いられる。すなわち標本の選択と数（サイズ）が研究（を支える部分）の目的に合致しているべきだということである（Teddlie and Yu 2007; Collins, Onwuegbuzie and Jiao 2007）。ミックスト・メソッドによる1つの研究には、2つの標本が存在することがありえる。しかし、そのうちの1つは別の標本から抽出されるかもしれないが、相互に何らかの関連性あるいは共通性があるだろう。その理由は、研究には一貫性が必要だからである（Collins, Onwuegbuzie and Jiao 2007; Teddlie and Yu 2007）。外来診療科に関する意見を数量化することが目的で1000名に調査紙が送付されたとしよう。その後15名を対象にして詳細な面接が行われ、質的データが得られるとする。この標本数（規模）は、当該研究において量的・質的な両側面に適当であると思われる。研究の当初で、1000人全員に対して詳細な面接を実施しようとすることは、よほど大きな研究体制でない限り、不適切であろう。同様に、たった15人に調査紙を配布することや、その回答を量的手法で分析することは、おそらく不満足な手続き方法である。別の研究デザインでは、同じ標本に対して研究視点を変えて使われるかもしれない。たとえばそれは、量と質の2つのアプローチを用いて研究が行われ、その調査紙が同じ母集団に配布されるようなことである（Driscoll et al. 2007）。

倫理的課題

混合法で考えるべき倫理的課題は、いかなる研究に適用されているものと同じである。しかし、特別に考慮すべきことは、研究の複数の側面に関

わる参加者たちには、一人ひとりが研究のどこに関与しているのか、関与する研究の各部分で得るべき同意を十分に周知させる、ということである。たとえば、まったく匿名である調査紙に回答するが、研究の別のところで、直接向きあった面接（Face To Face: FTF）にも自発的に参与するならば、彼らの匿名性は失われてしまう。彼らの調査紙は、それでも匿名であるかもしれないが（調査紙に自分の氏名を記入し、研究の第２段階のために住所などの詳細な個人情報に触れても構わないかもしれないが）、面接は匿名ではない。彼らが何ものであるか（アイデンティティ）は、おそらく偽名か彼らに配置された番号によって秘密が守られるであろう。しかし、調査紙に回答している（個人情報への記入など）という点で、すでに匿名ではないであろう。

　研究の２つあるいは３つの側面のうち、ある１つの側面への同意は残りの同意を意味しない。とりわけ、参加の意味がまったく異なるような残りの側面においてはそうである。

データ分析

　どのデータ分析に関しても同じように、ミックスト・メソッドによる研究を用いて収集したデータは、何らかの現実的価値を発見できるために適切に分析なされなければならない（Happ et al. 2006）。ミックスト・メソッドによる研究では、データ分析が最も複雑な部分であろう。そして、そのために何が最善か、正しい方法かについて絶対的な同意があるわけではない（Happ et al. 2006）。これは、研究デザインの範囲および使用可能な方法に左右される部分もあるので、１つのアプローチで事足りるわけではないことを意味している。原則は、データが、それに適したツールで分析されるべきであるということである。

　収集されたデータは、それと１つのセットになっているデータ分析に結びつき、それは別のデータ収集と分析にとつながるだろう。その結果、データと分析は、一見まったく別のように思われるが、一方なくして他方もあり得なかったはずである（MacInnes 2009）。外来診療科を利用する患者の経験を探究するために質的面接から始める時系列的な研究では、予約

137

1週前に確認書をあらかじめ送付するという試みがなされており、分析には2つのアプローチを用いることになるだろう。研究の最初の部分の質的要素は、ある種のテーマ分析によって解析される。一方、残りの部分はしかるべき統計的検定を用いて、新しい運営手法が用いられるようになってから、来院の程度に有意差が見られるかどうかを示すことになる。また、物事の多様な側面を説明するため、それぞれに異なるが、しかるべき方法を用いることで、データ収集と分析が一緒になされるであろう。外来診療科に予約したのに来院しない理由を調べることを目的にした研究では、全患者や担当者たちに配布する量的な調査紙と、抽出した担当者と患者を対象にした面接と、質的な観察による研究が行われるであろう。ここでは、適切な統計的検定を用いた数量データ分析がなされる。そして、観察と面接を通じて得たデータをテーマ分析を用いて解釈されることになるだろう。これらのデータセットが、そのまま統合されることはないだろう。なぜならば、数量的データを質的技法で分析することも、またその逆のやり方も不適切であるからだ。しかし、両方の方法で集められた情報が比較され、適切な組み合わせと不適切な組み合わせが確認され、そしてそれぞれのデータセットから発見されたことに明らかな差異のある理由が浮かび上がることになろう。

　他の状況において、量的アプローチを用いてデータが分析されるとか、その反対のやり方で分析されるなら、データ解析のあり方はさらに複雑である。これは、1つの型(タイプ)のデータから別の型のデータに変換することによってなされる。たとえば、質的データは質的アプローチを用いてコード化されるが、コードが登場する回数は数量で示される。このことは、データ全体のなか、あるいは一人の研究協力者に関して、コードの登場回数を数量化することを意味する。また、それぞれのコードに素の数字を用いたり、あるいは何が最も頻繁に引用されていたかとか、重要な課題であったかのような印象にコードが与えられるように、パーセンテージに置き換えて示されるであろう（Driscoll et al. 2007）。しかしながら、このアプローチは、いくつかの問題を生み出している。たとえば、ある人が似た発言を繰り返していると、発言をまとめて1度とするのか、頻度を数えるのかを

7 ミックスト・メソッドによる研究を評価する

決めなければならない。さらに、使用された標本抽出のアプローチはこの種のデータ解析に影響する。というのは、質的データの数量化は可能であるが、数量的検定は、当該の標本やデータの性質にとって適切である時だけだ、ということが重要である（Driscoll et al. 2007）。データ収集法とパラダイムを異にするアプローチによるデータ解析は、おそらくミックスト・メソッドによる研究にとって最も問題となる部分であろう。そして、データ収集と分析の仕方と、きちんと調整されているデータからの主張こそが、注意深い研究に値する。意識すべきは、2つの方法によって得られたデータは、2つの別の研究ではなく1つとして見なされるべきだということである。しかし、データになされたことがどのような意味をなし、データが変換されたことでもたらされた利益のみならず、課題や限界を確認することも重要である（Driscoll et al. 2007）。

研究から明らかになったこと

ミックスト・メソッドによる研究から明らかになったことの提示方法は、どの方法論が混合された（ミックスト）か、それがどのようになされたか、そしてどのデータの解析方法なのかが影響する。2つのタイプのデータが提示されるであろう。したがって明らかになったことの2つのグループと、おそらく統合されている、あるいは関連づけられている一連の事柄、あるいはそれらの相互関連や発展の仕方に関する議論がなされるだろう。ケイトは、外来診療科での待ち時間を量的調査紙あるいは観察で見出し、それらについての患者の見方について質的面接を用いて確認する研究に出合うかもしれない。「予約した外来診療科での待ち時間はどれくらいか」という質問項目への「回答」は、回答者の属性や、診療科そして、これらから生じる統計数値をともなう待ち時間の分布図を示した一連の数字で示されることになるはずである。また、おそらく質的分析からは諸テーマについて明らかになることがあるだろう。事柄ごとの妥当性、あるいは研究者による独自の意味づけのさらなる説明が引用されるだろう。したがって、それぞれに意味があり、組み合わされ、重要点の複雑さを説明す

るように、2つのデータセットが用いられている場（セクション）があるのだろう。1つのタイプのデータから他のタイプのデータへ変換（たとえば、質的データが量的データへ変換）されると、この変換がいかになされたかは、またこの変換によって提示される主張点は、用いられたデータのタイプに合ったものであるべきであろう。それぞれの発見の意義のレベル、提案された一般化可能性や変換可能性は、用いられた方法論的アプローチ、標本抽出やデータ解析のプロセスに一致するべきである。

結論と提言

　最後に、研究によって明らかになったことは、もともとの研究目的と関連づけられるべきである。結論と提言では、すべての発見がきちんと記述されており、異なる方法論によって明らかになった潜在的な矛盾も含めて、収集されたあらゆるデータを考慮していなければならない。提示された提言は、それが生み出された方法論的立場に適切でなければならない。たとえば、研究の量的側面は、いくつかの一般化できる提言を提示するかもしれない。一方、質的発見に基づく提言では、おそらく、このような主張はなされないであろう。1つのタイプのデータから別のタイプのデータに変換されたデータから得られた提言は、使用されたデータや分析過程にとって適切であり、そしてデータを変換することによって生じる限界を明解に記述する主張に連なっているべきである。したがって、結論と提言は、どの方法論によってそれらが生まれてきたのか、そして方法はどのように混合（ミックス）されたのかに影響を受けているにしても、多様なレベルの意義、一般化可能性、変換可能性を導く示唆を内包しているべきである。

ミックスト・メソッドによる研究の質

　ミックスト・メソッドによる研究を評価するための確立されたパラダイムは、それほど多くはない（Creswell and Plano Clark 2007; MacInnes 2009; Onwuegbuzie and Johnson 2006; Sale and Brazil 2004）。第5章と第6章で論じ

7 ミックスト・メソッドによる研究を評価する

たように、量的研究・質的研究において、その質を評価する方法は大きく異なる。ミックスト・メソッドによる研究評価の課題は、どちらの原則を採用するべきか、ということである。正解は、両方ともである。研究は、それ自体が示す質的・量的の研究の組み合わせのはずである。質的研究を評価するためには質的な側面に適用されるべきで、量的な研究では量的側面に適用されるべきである。質的要素を評価する際に、質的研究で何が質を構成しているかに関する幅広い議論に巻き込まれるかもしれない (Flemming 2007)。しかしながら、2つの方法論のなかで質の高さとは何かについての指針は、ミックスト・メソッドによる研究の適切な評価の側面になるだろう (Creswell and Piano Clark 2007)。

ミックスト・メソッドによる研究でもう1つ考えるべきことは、その研究が凝集しているかどうかということである (Macinnes 2009)。このことは以下のことを意味する。

・研究の各側面は論理的で相互有益的であるか。
・あるデータセットが、別のデータセットにつながり、情報を提供したりしているか。
・ある1つの段階の研究が次の研究につなげる解釈は了解でき、正確か。
・データ変換は、間違っていなかったか。そして、
・ミックスト・メソッドのアプローチによって生み出された新しい課題に注目しているか。

ミックスト・メソッドによる研究の本質は、明らかになったことと結論が統合され、2つの方法論が相互に情報を与え合い、したがって研究のある側面における流れが残りの側面に影響し、ミックスト・メソッドによる研究を評価するとは、それが妥当かどうかを確認することである。

ミックスト・メソッドによる研究から実践へ

ミックスト・メソッドによる研究を用いるかどうかを決定するために、

研究の量と質の各側面の意味、何が混合（ミックス）され、どの方法にとっても前提である質的基準がなぜ、そしてどのように適合するのかを心に留めておく必要がある（Giddings and Grant 2007）。ケイトが読んでいるミックスト・メソッドによる研究において、量的な発見は、患者たちが外来診療科では 45 分間待つ意志はあるが、我慢できるのは 30 分までだと感じていることを示していたかもしれない。このことから、すべての待ち時間を 30 分以内に縮めることは賢明であろう。しかし、もし質的に明らかになったこととして、人びとが待ち時間や施設に関する情報を重要視し、彼らへの声かけの作法に言及しているなら、直接的な対応は難しいかもしれない。会話の情報や作法は、正確な概念ではないからである。あらゆる質的研究がそうであるように、私たちがどのようなことを考慮すべきかを示しているが、正確にそれらに対応することはできない。この場合、ケイトは、質的に明らかになったことを意識しながらも、研究の量的側面からわかったことを適用するかもしれない。このことは、あらゆる待ち時間を 30 分以下に減らすような試みを意味しているが、一方で、この時間内で情報を提供することの重要性について評価し、起こりうる遅延についての情報や、担当者たちから人びと（患者）がどのように声をかけられることを望んでいるかについて、認識する手助けを意味している。つまり、多くの人たちが納得できる待ち時間であると思うことについての理解を、彼女は取り上げたはずである。しかし情報が、30 分以内か、あるいはそれを過ぎてから適切な作法で確実に提供されているかには、あまり触れていないはずである。

まとめ

ミックスト・メソッドによる研究は、1 つの研究で質的方法と量的方法の組み合わせを用いる。それは、研究のデザインと実施は 1 つのパラダイムや方法論に固執するのではなく、研究対象をできる限り理解するための最善の方法によって方向づけるということが前提にある。これを達成するためには、方法論や方法をいかようにも組み合わせることができる。し

かしそれらが用いられ、組み合わされている理由は明確であるべきである。データ収集や分析は統合されているべきであり、取り上げている研究の側面あるいは諸側面に関連する質的原則は、その価値を評価できるように適切に適用されるべきである

参考事例

　ジャスミンは心臓学を専門としている病棟に勤務している。彼女は、生活様式（ライフスタイル）を改善するためになされた運動や食事に関連する助言（アドバイス）に、人びとがどれくらい従わないかに関心がある。彼女は、このことに関するより多くの情報を探し、そこで、以下のミックスト・メソッドによる研究を見つけた。

論文題名：食事の改善に関する助言を与えることが、心筋梗塞にとって有効か。

目的：研究目的は、心筋梗塞になった人たちには食事改善について助言を与えるべきか、否か。また、それがいかに彼らの行動に影響を与えるかについて確認することである。

方法論：量的かつ質的な方法論の組み合わさったミックスト・メソッドを用いた研究。2つの方法論は、量的側面に続いて質的側面が連続して用いられている。

方法：研究の量的側面は、郵送による調査法を用いた。この調査紙は過去6ヶ月間に、心筋梗塞で総合病院に入院した全患者に郵送された。彼らが食事について助言を受けたかどうか、それがどのように提供されたか、彼らがそれに従ったかどうか、またその理由について回答が求められた。リッカート尺度により、「非常に賛成」から「非常に反対」までの5件法で評定するように求められた。質的側面は、調査紙を提出する際に、協力することに同意してくれた回答者を対象にフォーカス・グループによる面接法を用いた。研究のこの側面の目的は、調査紙での回答をより深く理解することにあった。5人で構成された2つのグループと6人構成の2グループからなり、全部で4つのフォーカス・グ

ループとなった。

標本抽出：調査紙は 207 名に郵送された。標本は、医療記録（過去 6 ヶ月の間で、心筋梗塞により入院した患者の記録）から抽出された。回答率は 54％だった。調査紙に回答した人たちは、フォーカス・グループへの自発的参加を要請された。30 名が参加に興味を示し、うち 22 名が参加に同意した。各フォーカス・グループは、1 時間半から 2 時間実施された。

倫理：本研究は、英国保健サービス研究倫理委員会によって承認された。

データ分析：調査紙のデータは、記述統計を用いて分析された（パーセント値）。フォーカス・グループのデータは、テーマ分析によって分析された。各テーマの協力者の数はまた数量的にも記述され、本分析における量的側面とした。これらの数値は、各テーマ内で発言した協力者の割合で表現された。

明らかになったこと：調査紙からの結果は、回答した協力者の割合を表で示した。それらは、年齢や性別のような、全人口統計的な情報として示されなかった。研究の質的な要素からわかったことは、展開されたテーマと関連する見出しで表記された。フォーカス・グループからの引用は、テーマごとに提起された要点を提示するのに用いられた。フォーカス・グループからの調査結果は、調査紙の文脈によって論じられた。調査紙とフォーカス・グループからパーセンテージで数値化されたすべてのデータは、1 つの棒グラフに表現された。そうすることで、フォーカス・グループの結果が、調査紙の結果とどのように関連し、発展したのかについて示せるのである。

結論：結論は結果と関連づけられ、双方のデータセットは、1 つのある提言を生み出すように導かれた。それは、心筋梗塞後に、人びとは食事についてどのような助言を提供されてきたか、また彼らの考えや、助言への順守に何が影響してきたかに関連づけられた。

評価

題名：本研究はジャスミンの仕事と関連性があると考えられる。

目的：これらの目的はジャスミンの仕事に関連するように思われる。そして、ミックスト・メソッドによる研究にとっても適切であろう。その理由として、このアプローチは、研究主題の重要な側面を概観することを可能にし、重要な課題をより深く議論することにつながるからである。

方法論：研究の量的と質的な側面は、主題の適切な諸点を探求するように思える。それらは論理的に連関し、研究を凝集した全体を形成していると評価できる。研究の量的側面は、質的側面にとっての標本抽出情報を提供しているし、また議論へ導入している。

方法：調査紙は、大きな集団からかなり主要な情報を凝縮して集めるのに適切な方法である。調査紙は論文には掲載されていない。そのためにこれが現実に問題の主題を有効に尋ねられているかどうかについては決定することはできない。調査紙がどのように考案されたか、あるいは予備調査されたのかどうかについての詳細はない。そのことは、道具としての調査紙の信頼性と妥当性に影響する。というのは、質問項目が研究者の意図を示していなかったり、一貫していないかもしれないからである。また対象者に関する重要な事項を捉えていなかったかもしれないからである。リッカート尺度は、極端な反応バイアス（偏向）や不本意同意（黙従）バイアスのような問題を持つ。しかし、母集団の一般的な傾向を測定するのには有効になりうる。

　フォーカス・グループは、個人から詳細な傾向を知るのに適切な方法の１つであり、いくつかの課題を提供するが、これらはすでに知られていることである。グループのサイズは議論するためには十分に大きい。しかし、効果的に関われない参加者が出るほど大きくはなかった。インタビューの時間は、詳細なデータを集められたと考えるには十分に長いと思われる。求めている回答の妥当性については、何ら言及されていなかった。しかし、このことはグループの設定上問題かもしれない。

標本：調査紙の標本は、この種の研究で使用されている分析のタイプには十分な規模であった。回答率は50％以上であったので、この種の研究には良好といえる。しかしそれでも、結果の意味するところは、母集団が全体として何を考

えたかが現実に示されていないということであろう。なぜならば、約半数の人たちは回答していなかったし、この理由はわからないからだ。

　フォーカス・グループの標本を得る方法は理にかなっている。しかし、自発的協力者の標本なので、協力者は自薦である。このことは、おそらく彼らが興味をもち、何か共有したいことを持っていることを意味するであろう。しかしまた、このことは以下のことも意味するであろう。それは、調査紙で特に興味深い反応であるとか、あるいは他と異なる反応をした人たちは、特に協力を求められていなかったということである。まず調査紙のデータを分析し、次に広範囲の意見を持つ参加者を選択するということは有効であろう。しかし、このことは、広範囲の自発的協力者を選択することにするか、質問紙が匿名でないようにするかどちらかを意味するだろう。

倫理的問題：本研究は、研究倫理委員会によって承認されている。特に、倫理的問題は、どのように医療記録が査定されたか、守秘義務、匿名性、インフォームド・コンセントなどについて論文上でとりわけ議論されなかった。しかし、このことは、論文の文字数制限のためなのかもしれない。非倫理的な行為について何らエビデンスがないが、おそらくはこれらの諸問題は倫理委員会で考慮されたであろう。

データ分析：パーセント値の使用は、リッカート尺度データが通常ノンパラメータ（第5章参照）と考えられるので、この種のデータに対しては適切な記述統計であろう。推測統計を試みていないのは、おそらく標本サイズ／回収率（質問紙は200部以上配布され、たった50％の回収率であった）から理にかなっていた。研究者が推測統計を用いるか否かをいかに決定したかについては、議論がなかった。ノンパラメータな推測統計のなかで、他の選択肢としてはウィルコクソン検定か、カイ2乗検定があったであろう。

　テーマ分析は、質的データの分析には、適切なアプローチである。各テーマに対して該当していると思われる人たちの人数を数えることは、ミックスト・メソッドによる研究におけるデータ分析にとって、可能なアプローチとして認められる。しかし、論文では、1人が1回以上何かに言及した時にどのようにコード化するかという問題がある。この分析の側面が本研究にどのように価値を追加したかということは、あまり明確ではなかった。そのことが、明らかに

なったことの価値を割り引くことではないが、テーマ分析がリッカートデータと組み合わさることで何も提供できなかったようには思われない。

明らかになったこと：双方の明らかになったことは別個であったが、これらに関する議論は両者の間で関連していた。そして、研究の質的側面を用いて、量的結果について推測し、詳細に述べ、議論された。したがって、これらの発見は統合されている。すべての数量的データを融合した棒グラフは明確ではなく、研究にそれほどの付加はなかった。

結論：明らかになったことは結論と明確につながっていた。結論と提言として、量的側面における回答率とデータ分析法によれば発見が一般化できないということを警告している。質的側面は一般化を求めていない。研究はいくつかの有益な洞察と考え方を与えているが、一般化できる提言ができなかったことを示唆している。

　ジャスミンは、この研究が示唆していることに関して、それから明らかになったことを利用できる。すなわち、彼女が自信をもってすべての状況に適用できる提言ではないが、彼女が考慮すべきいくつかの要点を与えてくれた。

8 エビデンス（証拠）の要約を活用する

> **設定**
>
> ルースは市の中心部にある複数の小学校で養護教諭として働いている。彼女は小児の肥満問題に取り組むグループの一員でもある。彼女とグループのメンバーは、肥満について、研究報告書、事例報告書、専門家の意見、実践や臨床実践指針を含む、膨大な情報があることをつきとめた。しかし、たくさんの情報やエビデンスと思われるものがあるにもかかわらず、この地域における実践を進めるための最も有効な手段を決めかねていた。

エビデンスの要約の活用

　研究をするにあたり、情報に圧倒されることがある。そのため、情報を見出し評価し、そしてそれらをいかにしてまとめるかという作業が克服困難にみえるはずである。異なった助言をしているように思われるいくつかの研究があるだろうし、当てにするには十分なエビデンスがあるかどうかの判断に困るような「小規模」あるいは「統計的には意義が小さい」研究もある。小児肥満のような主題には、多くの可能性や相互に関連する原因、体質的因子、予防や介入の選択肢があり、すべての情報を首尾一貫した全体としてまとめることは難しいだろう。現存するエビデンスの正確な要約があれば、主題に関する全体像を明確にし、個々の研究を把握し、評価す

るのに必要な時間と労力を減らせることになるだろう。

　もし近年、小児肥満に関してすべてのエビデンスを誰かが系統的に見直しているなら、ルースは何百もの論文を読破するのではなく、1つあるいは複数のレビューを評価すればよいということになる。エビデンスについての他者の手による評価やまとめを手引きにすることはよくないと言われているが、エビデンスの要約を活用することについても熟慮すべき事柄がいくつかある。

　本章はエビデンスの要約に関して、すでに受け入れられている手法の1つを取り上げることから始める。その手法は、先行研究のシステマティックレビューである。この章では、システマティックレビューに含まれるべき事柄と、システマティックレビューにおいてエビデンスをまとめるいくつかの方法を取り上げていく。その上で、臨床の指針が何であるのか、そこに含まれているエビデンスの形態について議論する。

システマティックレビュー

　システマティックレビューとはまさに文字通りである。つまり、主題について入手できるすべてのエビデンスについて、系統的かつ厳密に行うレビューである。それは、偶然、間違いや偏見による見かけ上の結果を採用するリスクを最小限にする過程を経ることである（Dixon-Woods et al. 2006）。

　システマティックレビューの主な特徴は、次に示す通りである。

・明確に提示されている目的
・エビデンスについての系統的な探求
・レビューに用いる研究の適格基準
・明確に提示され、かつ再生可能な研究方法
・研究結果の妥当性のアセスメント（査定）
・研究とその結果の特徴の系統的提示と統括　　　　（Green et al. 2009）

　システマティックレビューから得られた情報の使用について実施すべき

ことの多くは、研究で求められるものとほとんど同様であるが、以下に述べるようにいくつか特に注意すべき事項がある。

目的と目標の提示

システマティックレビューは、目的あるいは問い（リサーチ・クエスチョン）が明確に提示されていなくてはならない。それによって、何についての研究であるのかが正確にわかる。通常は次の事柄を明らかにする詳細な目標がある。関心領域についての介入や現象、誰に当てはまるのか、（関連があるならば）どのような条件に適用するのか、使用されるエビデンスや研究の種類（タイプ）、関心領域の結果は何か（Hemingway and Brenton 2009; Murphy, Robinson and Lin 2009）。システマティックレビューのための目標が明確であるかどうかを調べるための方法の1つは、母集団、介入、関心領域の比較と結果（しばしばPICO：population、intervention、comparison、outcomes と表す）を確認することである（Bettany-Saltikov 2010; Flemming 1998）。ルースが手にしたレビューは「小児肥満減少における運動の役割」とされているかもしれない。しかし、「週3回の運動が5歳から11歳までの肥満児の体重を減らす」や「週3回の運動が5歳から11歳までの肥満児の体重を減少させるか否かを確認するために無作為化比較試験から引き出されたエビデンスを用いて」といった明確な目標も必要だろう。これは次のようなことを示唆する。

介入は週3回の運動
介入を適用する対象は5歳から11歳の肥満児
比較：無作為比較試験
関心領域の結果：体重減少

PICOに関して
対象（母集団）：年齢5歳から11歳で肥満のある子ども
関心領域の介入：週3回の運動
比較：週3回以下の運動

8 エビデンス（証拠）の要約を活用する

関心領域の結果：体重減少

　明確な目標を持つことは、レビューが自分の知りたいことと関連するかどうかを確認し、評価者らは提示している領域にエビデンスを提供しているかどうかを見極めるという点では有益である。さらに、評価基準に満たない重要なエビデンスを見落としているかもしれないことを再検討するために目標を使うこともできる。たとえば、先に述べたようなレビューだけを当てにしていることは、無作為化比較試験以外のエビデンスを排除してしまうことになり、重要なエビデンスを見過ごしてしまうことになる。

検索方法
　システマティックレビューがその名に値するには、妥当性のあるすべてのエビデンスのレビューでなければならない。つまりこれを確実に達成するためには、系統的にエビデンスが探求されていなければならない。読者がこのことを判断できるために、情報がどのように調べられたのかを詳細に述べる必要がある（Bettany-Saltikov 2010; Green et al. 2009; Hemigway and Brenton 2009; Murphy, Robinson and Lin 2009）。検索に使用されたキーワードとその組み合わせは、レビューのどこかに一覧として挙げておくことが必要である。そうすることで、関連するすべての情報を見つけることができる（Murphy, Robinson and Lin 2009）。小児肥満のレビューにおいて「肥満」や「小児期」という用語でふるいにかけると、「小児期」に代わる「子ども」や「若者」「肥満」に代わる「太りすぎ」という論文を見逃してしまうことになる。
　レビューは、どこで情報が調べられたのかを明記しておかなければならない。デジタルのデータベース検索は検索方法の鍵となる部分であるが、重要な情報を見逃してしまうこともある。真の系統的な検索は、人間の手によって、たとえば、最近の専門家の出版物や他の検索論文から得られた手がかりとなる文献を調べるということである。発刊された学術論文の検索では現れない未刊行の事業報告書や専門的な報告書、検討中の報告書、会議録、地方の政策や規約、その他の文書（しばしば灰色の論文とい

151

われる）についても詳細に調べられなくてはならない。このレベルの検索は、評者が主題（テーマ）についての現存するすべての情報に関して可能な限り明らかにできるという意味で必要である（Lefebvre, Manheimer and Glanville 2009; Murphy, Robinson and Lin 2009）。

　レビューでは、英語および英語以外の文献も考慮されたかどうかも関係する（Lefebvre, Manheimer and Glanville 2009）。すべてのレビューが翻訳するための何らかの資金があるわけではないが、言語の選択肢を限定すると収集したエビデンスに影響する。言語の制限がレビューに制約を与えるのであれば、その影響が何であるのかを知るのは有用である。もし、英語の論文だけを考慮し、系統的かつ厳密な検索を英語の刊行物に限るというのであれば、必ずしも憂慮することはない。その一方で、もしこれが、6つの重要な研究を除外することになるのであれば、レビューから重要なエビデンスを見落とすことになるかもしれない。

　検索が関連のある情報をすべて、あるいはほぼ全部を突き止めているかどうかということを含む研究は、それほど多くはない。

適格基準

　検索では、関連があると思われるすべての論文を見つけるべきであるが、それらすべてがレビューに値するものであるかどうかはわからない。レビューの質を決めるには、評者が検索した論文のなかからどれをどのようにして対象にしたのかを知っておく必要がある。レビューのための適切な基準、つまりそれを採用するのか、しないのか、の基準である。レビューはそれを示す1つである（Hemingway and Brenton 2009; Murphy, Robinson and Lin 2009）。ルースが、小学生の肥満予防対策についてのレビューを読むならば、子どもの年齢に4歳から11歳という基準を入れ、4歳未満11歳以上の基準を省く。検索では、「小児肥満の予防」と題された研究論文にたどりついたかもしれない。さらに、絞り込みの検索で、12歳から16歳の研究論文は省かれるはずである。

　レビューによっては、特定の集団の情動あるいは介入について母集団の下位群や介入による特有の状況がよくわかる研究から推定できる（Deeks,

8 エビデンス（証拠）の要約を活用する

Higgins and Altman 2009）。中国系児童の BMI 測定に関するレビューは、あらゆる地域の子どもの研究論文をかなり含んでいるかもしれない。中国系児童に関連する結果は、それらの研究の他のデータや、レビューのなかで中国系児童に関するデータのみが用いられているならば容認できる。これは、幅広い対照群の研究があるけれども、（中国系の児童）採用基準に一致するデータにのみエビデンスが存在するということである。

方法

　レビューで、利用可能で適切なエビデンスがあるかどうかを知るのは、とてもよい。しかし、根拠のあるエビデンスであるのかどうかに注意を払うことも必要である。したがってレビューの次の段階は、収集した情報の質を考慮することが重要である。研究の質を評価する方法は、いかにして研究結果が得られたのかを明らかにすることである（Hemingway and Brenton 2009; Murphy, Robinson and Lin 2009）。

　研究の質の評価がどのようにされるかは、まさに、レビューを含む研究形式のシステマティックレビューに左右される。一般的には、研究の種類と適切な研究のパラダイム、研究方法の適切性とそれが適切に用いられているかどうかの質を査定しなくてはならない（Hemingway and Brenton 2009）。研究評価に関する第 4 章から第 7 章の概略は、評者は何を探索しているのか、研究の質を確保するために、関与するすべての評者により一貫して確実に評価されていること、チェックリストが使用されていること、である。これは、CASP ツール（www.casp-uk.net/#!casp-tools-checklist/c18f8 を参照）のように、既存のツールであるかもしれないし、研究チームが開発したツールであるかもしれない。研究の質は、評価過程で、すでに出されている提言に影響する誤解や偏見を避けるために、少なくとも 2 名の人員によって別々に査読されるのが理想的である（Murphy, Robinson and Lin 2009）。

　レビュー過程において、評者は自分たちが持っていたり、あるいは他のデータを導く研究についての疑問に出くわすこともあるだろう。システマティックレビューが意図するのは、主題に関して現存するすべてのエビデ

153

ンスを見つけることであって、出版物のレビューが目的ではない。だから、妥当な追加情報を探すことについて評者が研究者と連絡をとることは、差し支えないどころか大切なことでもある。評者は、4歳から11歳までの小児の研究を実施した研究者と連絡を取るかもしれない。しかしこれは、中国系児童の別のデータを持っているかどうかを知るために関連のある民族まで特定することではない。もし研究者がこのデータを提供できる、あるいは提供したいと思うならば、原著でふれていないから入れていないというのは、不注意である。

　質が低い（取り上げているレビュー研究での評価基準によって定義づけられた）と思われる研究は、通常はエビデンスの要約から除外され、ここから提言が生じる。こうした除外と、評者がどのように質に関する点で限界としたのかはレビューに記載されるべきである。そうすることで、読者はそれを見逃すことなく、また、そのことがなぜエビデンスに含まれていないのかを知ることができる（Hemingway and Brenton 2009）。

明らかになったこと

　通常、レビューを含む個々の研究で明らかになったことは単独で記載されており、意義のあることすべてを統合している。何について調べたものなのか、複数のエビデンスをまとめたものであるのかは、研究の種類とその方法が正しいものであるかどうかを照合しなくてはならない。それは薬の効果についての報告書であるかもしれないし、介入や測定のスクリーニング、あるいはある課題についての主題のまとめかもしれない。

　研究結果やデータの結論を照合するのに用いられる方法には、メタ分析とメタ統合（両者とも後の項で説明）の2つの方法がある。メタ分析は特に無作為化比較試験において量的データを処理する。メタ統合は質的データを処理する（Hemingway and Brenton 2009）。

結論

　すべての研究において、システマティックレビューのまとめや提言は、結果のなかに提示されたデータと一致し、論理的に処理されなくてはな

8 エビデンス（証拠）の要約を活用する

らない。また、問いとデータの種類も適切でなくてはならない（Bettany-Saltikov 2010; Hemingway and Brenton 2009）。

システマティックレビューの評価と同様に、すべての研究データのまとめ方も評価すべきである。結果をまとめるのには、メタ分析またはメタ統合を用いる。

メタ分析

メタ分析は、統計学的手法により導き出された結果が同一である、2つまたはそれ以上の研究の量的データを要約する方法である（Crombie and Davies 2009; Deeks, Higgins and Altman 2009）。メタ分析は、データ使用についての議論はあるものの、通常、無作為化比較試験からのデータを用いる（Crombie and Davies 2009; Deeks, Higgins and Altman 2009）。メタ分析が適していない場合は、ナラティブ統合のような他の方法が用いられる。

ナラティブ統合は、横断的研究結果を統合体として提示した（統計学よりも）主観的な手法である。たとえば、使用されているデータの種類、査読目的等により異なった方法で結果を得るのであるが、そのプロセスは系統立てて行われる（Deeks, Higgins and Altman 2009; Rodgers et al. 2009）。量的データをナラティブ統合する手法や原則が開発されてきた。

メタ分析を適切に用いることは、個々の研究分析よりも、介入の効果について、より正確な見解を提供する（Deeks, Higgins and Altman 2009）。研究を横断してデータを組み合わせることにより、メタ分析は標本（サンプル）の規模を効果的に増やす。もし、小児肥満について、50人が参加する週3回、20分間の運動の効果を評価する3つの研究があるとすれば、データの組み合わせを150まで増やせるだろう（これは結果の重要性の機会を創出するということかもしれない）。メタ分析を用いた研究データの組み合わせは、それほど単純ではない。しかし、介入から得られる有利（あるいは不利）さの確実性を増大させる。

関連する情報の入念な探求、包括と除外の明確な基準の設定、研究の質の調査、個々の研究からのデータ抽出、そしてそれらを統合するという意

155

味において、メタ分析はシステマティックレビューの原則に従わなくてはならない。

メタ分析におけるデータの統合

いったんメタ分析を含むすべての研究データや結果が抽出されれば、複合した全体として提示される必要がある。メタ分析におけるデータ分析において、正しい方法は1つではない。データの性質や分析目的によって、統計による検定が行われる（Deeks, Higgins and Altman 2009）。しかし原則は、特定の手法の提言が信頼できるものかを見るために、適切な統計学的手法が用いられていることである。

無作為化比較試験（メタ分析ではよく用いられる研究の種類である）の結果は、介入群（インターヴェンショングループ）と対照群（コントロールグループ）の結果の違いを示す。メタ分析では通常、確率（オッズ比）あるいは（相対）リスク比を用いた介入群と対照群の度数の比率で表される。

確率（オッズ比）は、ある事象が起こるという見込みや機会に関するものである（Burton 2004）。運動しているグループとそうでないグループの肥満についての確率（オッズ比）が2というのは、運動しているグループがそうでないグループよりも2倍、肥満の状態にありやすいことを意味する。確率（オッズ比）が1というのは、介入群と対照群の間には、利害因子はなく関連もないことを示す。肥満について運動をしているグループとそうでないグループの確率（オッズ比）が1ということは、運動していることとしていないことに差はないということである。確率（オッズ比）が0.5というのは、対照群と比較して介入群のほうが50％割合が低いということである。運動しているグループがそうでないグループと比較してその確率（オッズ比）が0.5というのは、運動しているグループのほうが肥満になるのが50％低いということである（おそらく研究者が予想している結果であろう）。リスク比とは、何かが発生する関連リスクのことである。リスク比が2ということは、対照群と比べて介入群の成果（体重減少の例など）が2倍であることを意味する (Crombie and Davies 2009)。

メタ分析の研究データを表示する通常の方法は、フォレストプロットを

8 エビデンス（証拠）の要約を活用する

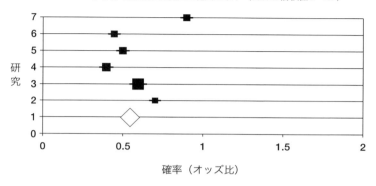

図 8.1 フォレストプロット描写の概略

用いる（Crombie and Davies 2009）。フォレストプロットは、メタ分析の結果を個々の四角で描写し、ひし形は解析全体の結果を表す。より詳細にいえば、フォレストプロットは確率（オッズ比）やリスク比をブロックや四角で描写しながら個々の研究結果を表示する。四角の大きさは、研究の正確さに比例しており、信頼性の幅は、四角からの水平線によって表示される（通常は 95％信頼性を示す。信頼性のレベルと限界は第 5 章を参照）。すべての研究を統合した総体の効果の大きさは、信頼性の幅を表すひし形の先端に示される（通常は 95％の信頼性レベル）（Deeks, Higgins and Altman 2009）。図 8.1 はフォレストプロットの例である。異なる確率（オッズ比）を黒の四角で表し、（白のひし形で表している）すべての研究の統合から得られた結果は確率（オッズ比）が 0.5 から 0.6 である。ひし形の外側の先端は 95％の信頼性を示すので、確率（オッズ比）が 0.5 から 0.6、つまり全人口の 95％に信頼性があるということになる。

メタ分析の結果は、研究とその分析を含むという点で同じであり、欠陥やバイアス（偏向）の組み合わせは、さらなる欠陥やバイアスを生む。量的研究の個々の要素の評価に適用された基準と同様に、「よいメタ分析」

である可能性を高める特定の技法を次に述べる。

出版バイアスの検査（バイアス試験）

　メタ分析は、ある課題に関するすべての既存研究のデータを1つのデータとして取り扱うので、既存のデータがすべて含まれているのかどうかを知ることが非常に大切である。小児肥満の週3回20分間の運動の効果をみるメタ分析で、4つの研究を用いるとしよう。第1の研究は運動を行っている子どもが肥満になる割合は50％以下である、第2の研究は運動を行っている子どもが肥満になる割合は40％以下である、第3の研究は60％以下、そして第4の研究は10％以上が肥満になるという研究である。もし情報検索で第4の研究を見落としていたら、（肥満対策への）提言はその研究を含んだ場合とかなり異なるものになるであろう。

　あらゆるエビデンスを手に入れる試みの1つは、曖昧な文献も含んだ徹底した検索を行うことである。否定的な結果（介入にあたり何の利益も得られないもの）は、有意差のある介入結果のように発表される可能性は低いかもしれない（Crombie and Davies 2009; Moreno et al. 2009）（出版バイアスの一形態）。これは、都合の悪いあるいは曖昧な結果（たとえば第4の研究）は、公表されている論文ではめったに見かけない、つまり第4の研究は公表されにくいということである。しかし、的確な提言を出すのであれば、メタ分析にこのデータが含まれていることは重要である。問題は、第4の研究を入手していない場合に、見つけられるのを待っている第4の研究があることをどうやって知るのか、ということである。

　公表されている以外の論文の探索は、この問題へのある種の取り組みである。さらに統計や図示的手法は、照合されたエビデンスに欠落したデータがあるのかどうかを確かめる手法として用いられてきた。これらは、漏斗プロット、輪郭を強調した漏斗プロット（Moreno et al. 2009）、Egger の回帰分析のような統計的検定「trim and fill 法」（Duval and Tweedie 2000a, b）を含む。しかし、このような方法や他の手法が出版バイアスに関わる問題を取り扱おうと試みているにもかかわらず、いずれも完璧ではない（Vevea and Woods 2005）。出版バイアスの有無を知ることは不可能であるが、出版

バイアスを考慮し、それを処理しようと試みたエビデンスがなくてはならない。

異種混交

　最近息子が、祖父母の近所にある中等学校がどのくらい大きいのか聞いてきた。彼が通う学校の生徒数200人に対して、その学校には約1400人の生徒がいる。5歳の子どもには、1400は大きな数字であると思われたので、彼の学校の7倍の生徒数がいると言った。彼はいぶかしげな表情で私を見た。私は根本的な過ちをおかしたようで、彼が理解していないと推測した。「あなたの学校が7つあるようなものよ」と子どものためにわかりやすく言った。彼は、自分よりも間が抜けている大人を見るように特別な目で私を見つめ、「じゃあ、ライブズ先生が7人いるの」と聞いた。私はそうではないことを認めなくてはならなかった。「ブラウニングズ先生が7人いるの」と質問してくることに、それも当てはまらないと言わなくてはならなかった。息子は7人のハクスリーやデライツ等々、彼の先生や友達のコピー7つではないということを私が認めるまで、続けた。その証拠に、入学受け入れ学級はなかった。私が意図したのは、ただ子どもの数であった。「じゃあ、実際には僕の学校が7つあるわけじゃないんだ」と彼にはわかった。「ただ大きな学校なんだ」。

　メタ分析は私がしたような誤りは含んでいない。なぜなら2つの研究には比較できる共通のもの（たとえば子どもとか先生など）を含んでいるからである。同じ方法でまったく同じに見えるデータは、実際には1つのセットとして扱われる。正確に同じ方法で同じことを調査をした2つの研究というのは非常にまれなことであるが、結論は「どのように違うのか」や（より重要であるが）「それが問題なのか」ということにある。これが当てはまるという程度は、研究の異種混交として述べられる（研究がどう違うのか）。

　研究の異種混交を明示するものとして少なくとも3つの方法がある。つまり、私がおかした間違いは、客観的な異種混交かもしれない。参与者の多様性、介入と結果である（Deeks, Higgins and Altman 2009）。方法の異種

混交もある (Deeks, Higgins and Altman 2009)。そして研究デザインの変動である。包括と排除が厳密に実施されているならば、異種混交はどれほど問題であるかと疑問に思うかもしれない。問題になるほど異なる研究であるならば、要素を排除していたはずである。しかし、評者は研究をやっていないので、完全な論文であっても、何が起こったのかについては読み取ることは難しい。

　上記の異種混交の2つのタイプがどのくらい問題になるのかは、統計的に記述される（しばしば統計的異種混交は異種混交と簡略化される）、これはたまたま生じたというよりは、横断的研究から得られた結果が異なることを示す。メタ分析の結果が示すフォレストプロットは、統計的な異種混交可能性を評価者に気づかせる。フォレストプロットに関する第4番目の研究事例は、結果が非常に違うので、他の研究とはまったく異なると評者に思わせてしまうであろう。異種混交の存在の有無を検定する別の統計的手法がある。たとえばコクランのQ検定である（しかし、この検定は完全に信頼できるものではない）(Crombie and Davies 2009; Groenwold et al. 2010)。その他の検定としてI^2統計があり、メタ分析の影響を査定するために、異種混交存在の有無の検定から焦点を離す（異種混交が存在しているかどうかより、問題となっているかどうか）(Crombie and Davies 2009; Deeks, Higgins and Altman 2009)。通常はI^2指標として示される。それは、偶然よりも異種混交により研究を横断する変動の割合である。これは異種混交の要素がどれくらい影響しているかの見込みに付随している。クロンビとデイビス (Crombie and Davis 2009) は異種混交の低い影響とは25％で一致し、50％でそこそこ、75％で高いとしている。一方、ディークス、ヒギンス、オルトマン (Deeks, Higgins and Altman 2009) は、0から40％が重要ではなく、40から60％で異種混交がそこそこ存在し、50から90％で異種混交がかなり存在し、75％から100％では相当程度異種混交が存在するとしている。しかし、この検定は、異種混交の重要性はI^2指標によりすべて取り込まれたものではなく、事実の数によるということから注意深く解釈される必要があることを示唆する (Deeks, Higgins and Altman 2009)。

　もし、統計的な異種混交が存在するならば、評者はそれをどう扱うのか

8 エビデンス（証拠）の要約を活用する

を決めなくてはならない。解釈しようとする異種混交から異なった結果を排除するということではない。それは、気に入らない結果を取り除くというのに少し似ている。第1の選択肢は、なぜ存在するのかを解明すること、たとえばすべての研究が包括と排除の基準を本当に満たしているのか、そして原因を説明できる標本や方法があるのかを再検討する。もしこの方法を続けることが正しいのか、結合されたデータが正確であるのか、本当に比較できるものであるのかということが不確かであるならば、データ要約の方法としてメタ分析を使用しないことを検討するのは賢明であろう（Deeks, Higgins and Altman 2009）。しかし、メタ分析を読んでいるならば、その決定はされなかったという可能性になる。

　異種混交の度合は、総計されたデータについて、どの統計的検定がなされるべきであるのかを示唆する。もし、異種混交が存在しない（すべての研究が同じものを見るということに近づく）ならば、母数効果モデル（メタ回帰分析の固定効果のような統計的検定を用いて）がデータの分析に用いられる。この方法は、研究間の変動が、関わった人や研究デザインがすべて「同じ」であるという偶然による。もし、統計的変動が存在するなら、変量効果モデル（メタ回帰分析の変量効果）が代わりに用いられるであろう（Crombie and Davies 2009）。

　レビューを実施するというよりむしろ、そのレビューを用いるのが有効であるかどうかを判断しようとするなら、評者が異種混交を検討したかどうか、それを発見するための手順を踏んだかどうか、そして統計的に重要な変動があるならば、そのために適切あるいは正当化するような何かを行っているのかを知りたくなるだろう。

結果の確実性

　レビューにおいてある予測の変化、たとえば、ある範疇（カテゴリー）の研究が排除されるとすると、メタ分析がどのように影響したのかを判断するために（小さな研究や公表されていないものからのデータ）感度分析が用いられる（Crombie and Davies 2009）。小児肥満に関して、5日間果物と野菜を摂取した効果のメタ分析は、未公表研究を排除した効果を調べるための感度分析

を用いる。もし、未公表研究を排除することが分析結果に重大な変化をもたらすのであれば、その他の未公表研究を除外することは非常に重要である。そのため見落としが発生しないよう努めなければならない（Deeks, Higgins and Altoman 2009）。感度分析がレビューのプロセスで生じた異なる結果によって何も変わらなかった、ということから全般的な結果と結論に影響がないことを示す時、レビューの結果は、高い度合いで確実性を持つと見なされる。

そして要約においては、メタ分析の質を調べることは、次のことを意味する。その主題に関して存在するすべてのデータが収集され用いられているのかどうか、もし、研究間の異種混交の度合いが検討されているのであれば、正しい統計分析が用いられているのか、また、わかったことは何であるのか、感度分析は実施されたのか、そしてわかったことから提言されることと結論は、論理的に導かれたものであるのかということについて考えることを意味する。

メタ統合

質的、量的研究を支える原理の違いは、これら2つのパラダイムを用いた研究から得られた知見を統合するために同じアプローチを用いることが可能ではないことを意味する（Dixon-Woods et al. 2006）。メタ分析は統計手法を用いる。それは質的データを扱うのには適していない。質的データを統合する過程でしばしば用いられる総称は、メタ統合である。

メタ統合という広範囲の総称の下には、いくつか異なる技法がある（質的データを生み出し分析する多くの異なった方法が存在するのと同じように）。たとえば、メタ・エスノグラフィ、批判的解釈学における統合、メタ・ナラティブやテーマ的統合である（Barnet-Page and Thomas 2009; Sandelowski 2004）。メタ統合の一般的な原則は、研究中の現象の理解を発展、拡大するために2つ以上の研究からデータを用いることである（Nelson 2002）。メタ統合は、一般化の程度を高めることを必ずしも目的としていないが、より多角的視点を得て、現象についての見方を拡大・深化させ、

理解を深めることを目的とする（Beck 2002）。しかし、ソーンら（Thorne et al. 2002）は、質的調査においては一般的に、経験の複雑性を伝えようとするよりも、手際よく表現するために単一ですべてを含むテーマやパターンにまとめる傾向があることを示唆している。これはメタ統合にも同じように当てはまる。わかったことを簡潔な題にしてしまうというリスクは、データが多い分より高いであろう。何人かの質的研究者は、この形式にそのような統合は不適切であると指摘する。これに対する反論は、質的データが提示されないならば、利用できるエビデンスの要約を用いたいという動機は、質的調査の重要性を減じるということになる(Sandelowski and Barroso 2002; Sandelowski 2004)。

　量的研究者は、個々の研究結果の分析や伝達方法の意見が一致しており、研究の質を構成するものについての相対的な合意をしているが、質的研究者はそれを持たない。このことは、質的メタ統合をどのように行うのかを決定する時に支障が出る（Dixon-Woods et al. 2006; Sandelowski and Barroso 2002）。しかしながら、メタ統合には統合（総合的な統合）と解釈的統合の2つの広い形式がある。

　全体の統合は、総合的な統合としても知られている（Dixon-Woods et al. 2006）。その名が示すように、データを提案、総体、結合、融合するからである。つまり同じ意味を持つようなテーマやカテゴリーは研究を横断して総合される。なぜなら目的は、データ、研究された現象、データ収集手法の蓄積であり、基本的には包含されているすべての研究の分析が比較される必要がある（Dixon-Woods et al. 2005）。この形式の統合はよく因果関係の理論構築を目的とし、一般化をねらいとしている。これは、質的研究の原理に関連する問題として考えられている。しかし、もし、このことがレビューのねらいであるのならば、このタイプのエビデンスを用いるのかどうかについては個々の読み手が決めることである。

　解釈的統合は、データを集めることを目的としていないが、新しく、より深い拡大的理論構築を目的とする（Dixon-Woods et al. 2005）。この手法は、すべての研究データの要約を目的とするのではなく、結果の一般化を意図しているわけでもない。また、現存する理論の確認よりも、新しい意味や、

意味の高度化を目指している。人によっては、質的研究の原理に近いと論じるであろう。自分が持っている基本的な考えや、この形式のエビデンスを使うかどうかは、あなた次第である。

システマティックレビューの過程は、統合が明確な焦点を持つこと、文献の系統的な検索、統合においてどの研究を含むのかについての決定（適確性、あるいは基準の包含と排除）、研究の質を決定するために適切なツールを使うこと、わかったことの分析と統合、統合から引き出された結論の提示によってメタ統合を適用することである（Dixon-Woods et al. 2006）。

質的メタ統合における特徴的な1つは、どの研究を用いるのかをどう選択するかである。同じことを同じ手法で調べたすべての研究を探すメタ分析とは異なり、メタ統合の目的、特に解釈的統合は、理解をより広く深くする。これは、互いに依存し、主要な事柄を相互にとりあい、他の研究から発展している研究を用いることを意味する。入手可能なすべてのエビデンスが用いられているのかどうかを判断することは難しいであろう。なぜならば、入手可能かつ関連のあるすべての研究を包含するのと同様に検討の深さが重要であるからだ。研究が進み、理論が構築され、手がかりが示されるにつれて、包括と排除の基準を変えることが必要であろう。しかし、研究の決定は、明確で論理的なレビューの精神（エトス）を超えてはならない（Dixon-Woods et al. 2006）。

質的調査において同じ手法であるのか、レビューを含むすべての研究で用いられるべきであるかどうかについては、論議されている。質的メタ統合では、異なる質的手法を用いた研究で明らかにされたことを組み合わせるものもある（Sandelowski and Barroso 2002; Nelson 2002）。しかし、統一見解は、同じあるいは密接に関連した研究の組み合わせの活用が、様々な手法から見出された結果の統合の推論よりも、より一貫した理論的解釈を伝える傾向にある（Estabrooks, Field and Morse 1994; Schreiber, Crooks and Stern 1997; Zimmer 2006）。それは正しいとか誤りであるとかいうことではなく、統合のねらいは何であるのか、結果の統合に実際に影響する方法において、どのような違いがあるのかということである。

質的メタ統合の過程は、主題の抽出と探究、現存する研究における結果

8 エビデンス（証拠）の要約を活用する

や結論すべてを首尾一貫した形にしていくことである。このことは、すべての質的分析と同じである。つまり、研究を通して共通の考え、コード、主題、カテゴリーを同定し提示する。そして、それらがどのように展開されたりひとまとめにされたりしたのかを説明する、ということである。メタ分析についていえば、統合を実施する者が、結果を理解し情報をできる限り掘り下げるために、研究者からさらなるデータを求めることが必要である。トライアンギュレーションや監査証跡（audit trail：監査／動作記録ともいわれる）、メタ統合における質の指標として評者間で協議承認されたエビデンスといった手法を使うのも有効である。データ収集、分析と統合の過程は、明らかになった事柄の意味、含意、重要性を議論することで求められる（Bush 2002）。

メタ統合における質的データの取り扱いについて不可欠な基準を以下に述べる。

・統合について明確に述べられていること
・研究の包括と排除の選択について理由が説明されていること
・研究評価に、すでに確立しているか、理由が付けられているか、あるいは納得し得る基準があること
・系統的な過程を踏んでいること
・統合の使用を決定できるに足りる詳細な文脈があること
・最終分析で異なる認識を包含していることを述べていると思われる、すべての研究が含まれていること

ミックスト・メソッド統合

第7章では、保健医療においてミックスト・メソッドを用いることが多くなってきたことを議論した。同様に、質的・量的データを用いたシステマティックレビューは、保健医療への影響の全体像を描き出すのに有用であると認められている（Hemingway and Breeton 2009）。小児肥満の予防と管理についての量的なエビデンスは、1日に5種の果物と野菜を含む食事と20分程度の運動を週3回実施することを示している。しかし、多くの家

族が利用しやすいようにするためには、実用度の高い生活の質の理解が必要になりそうである。

　ミックスト・メソッド統合は、ミックスト・メソッドによる研究のように主題に関連するすべてのエビデンスの組み合わせを用いること、それぞれについて適切な分析方法を用いることを目的としている。ミックスト・メソッドの評価といったレビューの質の分析は、ミックスト・メソッドによる研究のような、問いに対する方法論についての適切な基準の評価を含む。2つの別々のレビューを読むというよりも、むしろ質的・量的要素、ミックスト・メソッドのレビューを用いるのであるが、結局のところこれらは統合する必要がある。これは別々に、しかし2つを関連させた結果を提示することによって、1セットのデータが他を開発、強化する。統合することによって、または分析の目的のために、データを質的から量的に変換するかもしれない（第7章）。重要なことは、データの組み合わせの間には関連はあるが、データは不適切な手順や過程で分析されていないこと、要求されるのは、データの形式や分析過程に準拠しているということである。

　システマティックレビューは主題について入手可能なエビデンスの系統的分析により成り立っている。メタ分析、ナラティブ統合、メタ統合、ミックスト・メソッドによる研究や他の分析や統合が用いられるかもしれない。しかし、その過程は明確であり、系統的であり、論理的に厳密であり、データの用い方は、取り扱うデータの形式に最適であるべきである。

臨床指針

　臨床指針は、特定の疾患や状態にある患者への最適な治療や看護と考えられる最良のエビデンスに基づいた提言である（National Institute for Health and Clinical Excellence 2009）。それらは、エビデンスのまとめを示しており、臨床での応用についても述べている（Thompson et al. 2001）。したがって質の高い臨床指針は、レビューの特定のタイプといえる。通常は、その時の最良のエビデンスのシステマティックレビューに基づいているが、メ

タ分析、メタ統合やミックスト・メソッド統合と、必要に応じてエビデンスの他の形や、エビデンスを基に臨床で何をすべきかのあらましを示している。それらは、1つ以上の介入、ケアの全体過程、特別な条件を持つ個別の方針や選択肢を考慮する。このように臨床指針は、臨床で何をすべきか、「この報告を臨床でどうやって使うのか」という研究に付随し、しばしば引き合いに出される問題を克服する際に役立つ明確な指示を与えることを目的とする。スコットランド大学間ガイドラインネットワーク（The Scottish Intercollegiate Guidelines Network: SIGN）は、小児の肥満管理のガイダンスを含む肥満のガイドライン（SIGN 2010）を作成した。ルースはこのレビューが大変役立つことに気がつくかもしれない。

　何事についても言えるように、指針はそこにある情報と情報の解釈のされ方や表示のされ方においてのみ役に立つ。入手できるすべてのエビデンスについて質の高い系統的分析を提供し、患者や看護の経験とどのような関係性があるのか、実践的応用の詳細な記述によって論理的な帰結を提案する臨床指針は、大変役に立つだろう。しかし、何をすべきかという以外に情報を提供しない指針はそれほど有用ではない。なぜなら、あなたがすべきことの基本原理についてはわからないからである。多くの指針は両方を提供することで「情報はすごいが、日々の実践において、要点や段階的な手引きも必要である」という問題を克服している。イギリスでは、SIGN と NICE（National Institute for Health and Clinical Excellence）は両ともオプションを含む数多くの指針を発刊している。

　臨床指針は他のレビューよりも多くの混合エビデンスを含んでいる。ケアの方針という特別な局面について、研究に基づいたエビデンスではなく、幅広い入手可能な情報源からエビデンスを用いて、臨床におけるケアの全体像をカバーしているからである。それらに含まれるエビデンスの種類は事例報告や専門家の意見も含む。

事例報告

　事例報告は通常、特殊な状態、異常、疾病や健康状態のうち1つもしくは2つの事例を報告する。小児肥満の予防に関する臨床指針の事例報告は、

子どもが果物を摂取するよう養護教員がどのように奨励するかを詳細に述べているかもしれない。これは、開業医にとって有用な情報や見解を与えるかもしれないし、これから実施される研究の範囲、まだ研究に取り組まれていない、あるいは実施可能ではない領域において価値ある見識を提供するかもしれない。しかし、事例報告のエビデンスは、多くの対象者で試験をし、統計的に有意性を得た介入と同様のものとしては用いられない。このように事例報告は、有用ではあるが、「常にこれをしなさい」という信頼に値する手引きを提供することはできない。むしろ「おそらく有用な試みであろう、もしくは用心して試してみなさい」という情報源である。

専門家の意見

専門家の見方は、研究を実践に「どのように」適用するのかを手引きするという点で価値があるだろう。しかし、専門家が主張する論拠は変化するので、「専門家の意見」によって意味することも変化する。さらに、専門家の見方は研究において要求される調査の系統的な手法を問題にしていないので、専門家の意見に基づく論文、プレゼンテーション、そして声明は、質の高い研究から明らかになったエビデンスほど信頼性があるわけではない。それにもかかわらず、研究が十分なされていない時、専門家の一致した見解が様々な事例に基づくものであるなら、有用である。臨床の専門家は論評をつけて事例報告を出すので、事例報告と専門家の意見はしばしば組み合わされる。

専門家の統一見解は、様々な専門家の見方が表明されているので、主観性が高くないこともあり、個々の見解よりも好まれる。臨床指針は、臨床の専門家集団によって照合されたエビデンスの使用を提唱することの両方において最善であることを目的としている。

エビデンスの階層

現存するエビデンスの出所が幅広いために、どの形のエビデンスが最もよいのか、あるいは、最も利用する価値があるものかを判断するため

に、エビデンスの階層が開発された。一般的にそのような階層は量的エビデンスを好む。なぜなら提言されたものが一般化できるのかを明らかにすることが目的であるからだ。そうしたエビデンスの階層の頂点はシステマティックレビューで、特に無作為化比較試験（Randomized Controlled Trail: RCT）のメタ分析を用いたもので、RCT のような一般化可能なエビデンスがそれに続く（National Institute for Health and Clinical Excellence 2005）。量的研究の他の形式は、階層のかなり下にあり、事例報告や専門家の意見が続く。そうした階層における質的研究の位置は微妙である。つまり、保健医療の質的研究の重要性については合意がありながらも、質の重要な指標を一般化するモデルにいかに組み込むかが難しい。エビデンスの階層を提示する方法の1つは、質の高いエビデンスを1またはAとし、低いエビデンスの形式を低い数字や文字で階級づけるといったエビデンスの階級システムを用いる。

　階層の利点の1つは、どのようなエビデンスの形式が最良だと考慮されるのか、原則的にある形式のエビデンスはより信頼できるという明快さを創り出すことである。しかしながら、厳格な階層モデルは、不十分な考察はそのエビデンスが何のためのものか、何かの一般化はあらゆる状況における最良のエビデンスの形であるということを意図する（Glasziou, Vandenbroucke and Chalmers 2004; National Institute for Health and Clinical Excellence 2005）。たとえば、小児肥満をなくすためにより運動することが有用であるという RCT から得られたエビデンスは、明白であろう。しかし、子どもや家族がこれを達成するためにどのように活動したのかを考慮した質的データや事例報告から得た理解も等しく重要であろう。階層に関わる別の問題は、エビデンスの形式を取り扱うのであって、その質は必ずしも注意されていないことである（たとえば、質の低いメタ分析は入念になされた事例研究よりも高く位置づけられる）。

　このような理由から、既存のエビデンスの階層から離れ、手引きの開発に情報を提供する一般的な原則を用いる動きがある（National Institute for Health and Clinical Excellence 2005）。この手法では、エビデンスを形式によって階層化するよりも、エビデンスの質を見極めるために批判的な評価を

する原則を用いる。エビデンスを用いるのかどうかを考える原則は、形式は何であれ、そのエビデンスがどれほど優れているのか、取り上げている状況にどれほど適しているのかに焦点を当てる。

> **まとめ**
>
> エビデンスの要約を用いるかどうかを決定するということは、その要約がよいものであるのかどうか、臨床に応用するのかどうかを決めなくてはならない。すでに誰かがある事柄についてエビデンスの要約を行っていた場合、あなた自身がその事柄についてのエビデンスを選ぶためには、その価値を認め入念に選ぶことになるであろう。しかし、レビューの質に納得がいかない時や、2、3の点について明確化が必要な場合には、一次資料に戻ることになるであろう。もし、レビューの質が低い場合は、それを用いる価値はない。つまり、メタ分析やメタ統合、システマティックレビューや臨床指針の質が高く、適切な事柄に適切なエビデンスの形式を利用することは、臨床での研究に大変有用であり効果的である。

参考事例

ジェームスは、高度の学習障害がある成人の施設の設備を管理している。最近、従業員から施設の設備の利用に関する多くの質問が出た。その結果、ジェームスは、これらの質問に関する手引きを作成したいと思っている。彼の部署でこれらの主題についての手引きを開発するために、彼が考慮したいことは何だろうか。

ジェームスが考慮したいと思うかもしれない事柄

彼は、自分の手引きを開発する必要があるのか、あるいは、すでにあるものを用いるのか

彼は関連するデータベースや、コクラン（Cochran）の批評、NICE や SIGN など専門収集を含む適切な出所を検索した。他の組織の指針を探すための一般的な手法を用いることも有用である。もし、彼が、すでにある指針や手順を見つければ、それらを安全に使用できるかどうかということに十分な理論的根拠

を提示しているのかどうかを考えるべきである。彼は、手引きの質やエビデンスの形式が適切な方法を踏まえているのかどうかも調べるべきである。

ジェームスが手引きを開発する必要がある場合

ジェームスは仕事について的確な焦点、つまり適格性、包括と排除、基準について決める必要がある。このことは、患者に影響を与えるかもしれないあらゆる状況下での拘束についての手引き、あるいは、絶対に必要な医療処置やその他の特別な状況で暴力の恐れがある時の拘束手段の手引きを開発するかどうかということも含むであろう。彼は、より焦点化された目的や目標を明確にするために PICO ツールのようなものを用いることが有用であると気づくかもしれない。

もし、彼が指針を開発しようとしているのであれば、基準の包括と排除、検索のための正確なキーワードや文章を含んでいるか、より効率的な検索のためのブール変数の利用可能性にしたがい、以前の探索を繰り返したいかもしれない。彼は、コクランのレビュー、NICE や SIGN のガイダンス、一般的な検索エンジン、彼が収集し調査した分野における専門家との接触を含む「灰色文献」やその他の資料からの言及についての確認など、特殊なデータベースを含む適切なデータベースの組み合わせを用いるべきである。

どの形式のエビデンスを見つけるのか

入手可能な情報の形式を知ることは、ジェームスが関連情報をすべて見つけ、それをまとめるのに役立つであろう。既存のエビデンスの異なる形式について考えることは（たとえば、それはこの主題の RCT であるのか）、すべての情報を入手しているのかという確信を得るうえでも有用である。

この主題の手引きが重要に見えても、それについての研究エビデンスは非常に限られるかもしれない。このようなケースでは、その時の最良のエビデンスを基に手引きを開発することができる。重要なことは、使用されているエビデンスの形式、さらにそれから生じる限界が明確であることである。有効性や効率性の考察と同様に法律、倫理、実践といった主題では、研究エビデンスというだけではなく、その分野の専門家と見なされている人びとの一致した見解も非常に重要である。

研究によるエビデンスが相対的に弱い場合は、学問分野を横断して関連する

専門家、サービス利用者やその代表者のチームを持つことの意義、実施前の手引きの査読は、疑いなく重要である。

すべてをまとめる

ジェームスは、収集したエビデンスの統合の適切な手法を決める必要がある。メタ分析を行うための主題について十分な RCT を持つ見込みはないようである。彼は、ナラティブ統合やメタ統合に値するであろう質的研究などの代替手段を用いて結果を統合した量的研究を発見するかもしれない。しかし、研究に由来しないデータの要約を実施する必要があるかもしれない。なぜならば、そのような過程は、メタ分析のような明確な過程をもたないからである。どのように情報の統合を成し遂げるのか、どのように判断や誤解、あるいはバイアスが推奨に影響を及ぼさないこと、見落としがないことを確保するのかを決めるために、専門家グループとともに取り組むことは有益である。

ジェームスが開発する手引きは、あらゆる状況で効果的であることを証明することができないかもしれない。それは、その事例が薬物の効果に関するメタ分析の実施であるかもしれないからである。しかしながら、専門家やサービス利用者の専門的な意見を含む手引書の開発業者の利用は、彼のサービスで使われる最良の実践や、実践の手引きへの提言ができる。このことは、指針が機能するかどうかや実施の改善を検証するための適切な評価形式を付随するであろう。

Part 3
研究を実践に用いる

9 意思を決定する

　これまでの8つの章では、研究や他の形式で記載されたエビデンス（証拠）について述べてきた。しかし、実践の場で意思決定するのにはまだ十分ではない。

　8つの章を費やしてきてこのことがようやくわかったことで、腹をたててもあたりまえなのだが、このことは、研究や今まで述べてきた色々なエビデンスの持つ重要性を否定するものではない。すなわち、圧倒的多数の例において、研究のみから得られた情報というものは、意思決定の際に十分とはいえないということである。研究そのものだけを利用するということは、あたかもタパス（スペインの小皿料理）を注文するに等しいかもしれない。たとえそれが実際に素晴らしい一皿だとしても、食事にはもっと他の料理も必要である。あなたは自分の好みの料理を注文すべきだが、満腹して帰宅したいなら、それとともに他のいくつかの料理を食する必要がある。同じように、患者や自分自身が満足するための看護の決定には、単に研究だけでなく、それ以上のものがおそらく必要となる。

意思決定に必要なこと

　研究者が望むほどには研究が利用されていない理由の1つは、研究で明らかになったことを実践にどう生かせるかが必ずしも明白になっていないからである。「論文ではよさそうな」ことを実践場面に適用できるかどうか、またいかにして適用するかを、あなたは知る必要がある。研究という

ものはまた、あまり魅力的なものと捉えられていないかもしれない。それは経験の重要性や、実践での専門性を低く評価していると思われているからである。このことは、研究に基づくエビデンスか、長い経験から得られる知識あるいはその他のもののどちらかを選ぶ必要があるかのように思われる。現実的には、いずれも排除できないものであるし、食事のタパスのように、通常はそれぞれが必要となる。時には他の人たちの皿にも手を伸ばし、それらの一部を手に入れる必要がある。

　エビデンスに基づく実践というものは、利用されるある範囲の形態のエビデンスを必要とする（Aleem et al. 2009; Di Censo, Cullum and Ciliska 1998; Hahn 2009; Sackett et al. 1996）。良質な研究や臨床の指針のような、他の形態のエビデンスが意思決定の選択肢に利用できるとすると、他に何があるべきだろうか。対象になっている人や状況に関する情報は明らかに重要である。このことに含まれているのは、次のようなことである。それは、診断、その時の臨床状況、その人についての知識、彼らについての記録、この情報を理解したり、置かれている状況を比較するためのあなた自身の経験、あなたがそれまでに経験してきた事柄や状況、そして他の人びとの見方、経験そして知識である（Hedberg and Larsson 2003）。そして、最も関わっている患者からの情報が最終的というわけではないが、高い優先順位にある。それは、置かれている状況についての患者の知識、見方、経験や感情だったりする（Aleem et al. 2009; Di Censo, Cullum and Ciliska 1998; Hahn 2009; Sackett et al. 1996）。

　そういったことから、意思決定に必要な事柄は、ここでは研究や他の形式で記載されたエビデンス、取り上げている特殊な状況の観察、個々人の経験、他の人たちと共有できる知識や経験、そして患者自身のものの見方や経験が含まれている。最善の決断をするためには、これらすべてが必要である。任意の決定には、程度をわきまえて使用することが必要である。

　これで必要なことは全部述べてしまった。しかし、個々の項目について、もう少し考える価値はあるかもしれない。

9　意思を決定する

臨床判断と専門性

　実践への応用が十分に明らかな、質の高い研究が存在していたとしても、あなたは自分が置かれている状況において、これが当てはまるかどうか決定する必要がある。書かれているエビデンスは、あなたが看護している患者を見たりその人に会ったりしたことがないはずだし、あなたが働いている状況にぴったり合致しないかもしれない。良質な意思決定は、適切で専門的な判断を必要とする。臨床判断と専門性との区別は必ずしもなされていない。それらはしばしば同義語として使われている。しかしながら、それらは同じではないと私は考える。実際の区別としては、臨床判断は良質な判断とそれほどでもない判断を含んでいると私は考えている。悪い判断をしているにもかかわらず、それをかなり利用している人に遭遇することがある。臨床判断も同様である。臨床実践の場での悪い判断は、役に立つとはいえない。反対に、適切で専門的な判断には非常に価値がある。

　専門的な臨床判断が理想的であるけれども、専門性を達成する前に適切な判断をくだすことはできる。ほとんどのことに共通しているが、専門性を高めるというのは、時間をかけて発展していく過程（プロセス）である。多くの人びとは、彼らが願う専門性にまで至っていなくても、非常に優れた判断をくだすことができる。またほとんどの専門家は、どのように判断をくだすかを現実に考えなくとも、意思決定の術を習得している。しかしながら、自分で判断を正当化する時、それらがどのようになされたのかを考えることは有意義である。それをどのようにしていくのかを読み取らず、生じうる事柄を複雑にしてしまうよりも、本章において論じるのは、まさにこの理由である。

経験

　理論的な知識だけでは、専門的な臨床判断をするには不十分である（Bonner and Greenwood 2006; Mylopoulos and Regehr 2009; Nojima et al. 2003）。何かを知っているということは、それに似ているものを知っているということを意味するのではない。弱々しい動脈らしき形跡は、小児の血圧が低下しているというよりは、弱々しい血管があるということを意味するの

だと知ることが適切である。しかし、判断をくだすためには、弱々しい形跡とはどのようなものであるかを知らなければならない。また、小児の状態ではなく、血管が問題であると思われるか否かを決めるためには、血圧が低下している小児がどんな様子であるのか、そして他にどんなことが変化を引き起こしそうなのかを知らなければならない。また、自信を持って判断するためには、このような事態を経験することが必要となるだろう（Bonner and Greenwood 2006）。

　経験することは、実際に物事がどんなふうかについて知識を提供してくれる。また現実にまさに今起こっていることと対比できる昔の出来事や状況と一致させたり、パターンを認知させてくれる（Bonner and Greenwood 2006）。しかしながら、経験のみが質のいい意思決定を保証するものではないと、ほとんどの著者たちは述べている（King et al. 2008; Rassafian 2009）。他のすべての形のエビデンスと同様に、経験というものはまさに経験として、そして、それによって積み重ねてきたものと同様の価値がある。正しいことがなされ、経験がもたらす情報が良好な結果をもたらすように使われないならば、長年にわたる経験が良好なエビデンスをつくり出すことにはならないだろう。キングとクラーク（King and Clark 2002）、そしてマーチン（Martin 2002）は、経験が専門性をつくり出すためには、個人は何らかの方法でそれを分析し、実践を洗練されたものにするために利用しなければならないと述べている。成功と思える実践にも疑問を抱き、分析することは重要であろう。というのも、悪いことが何も起こらなかったというのは、まさに幸運にすぎなかったかもしれないからである。

　それゆえ、経験は専門性を高めるために必要な要素ではある。しかし、それだけでは十分ではない（Mylopoulos and Regehr 2009; Nojima et al. 2003）。経験と理論的知識の両方が専門性を高めるのに必要であると思われる。しかし、適切で専門的な臨床判断をするためには、これらをどう組み合わせるかがしばしば問題となっている（Considine, Botti and Thomas 2007）。

　経験と知識の融合

　分析はよく、熟練した意思決定の重要な要素であると考えられている

9 意思を決定する

(King and Clark 2002; Martin 2002)。目の前で起こっている状況の分析、その状況に適用できる理論、自分の過去の経験とどう比較できるのか、そしてこれらすべてが、目の前の特定の事例においてどう当てはまっていくのかをまとめる能力を意味している（Bonner and Greenwood 2006）。

　熟練した意思決定の技術は、批判的内省によって高められるということを提示できる（Paul and Heaslip 1995）。内省するためには、そのための経験が必要である。しかし、この経験は他の経験と連鎖し、考察している主題に関する理論とどのように比較していくかも、批判的に考えられている。この過程が、進行中の実践を方向づけ、洗練しようとする経験に基づく一連の情報を積み上げていく（Christensen and Hewitt-Taylor 2006）。内省が学術的な訓練と見なされ、実践の場からは離れた場で実行され、文書化される傾向がある。状況によっては時として、専門家は事後にあらためて考え直し、情報を調べ、自分がどういったことをしたのか、そしてそれは最良の選択だったのかを熟考することもあるだろう。しかしながら、多くの事例では、熟練した意思決定をさらに展開し洗練するための内省は、目先の反射的なものになっていく（Christensen and Hewitt-Taylor 2006）。このことは、熟練した意思決定時の情報構築は、結果として毎日の実践のなかでほとんど無意識の部分になっていることを示唆している。理論を知ることと同じように、専門家は目の前の患者を十分に、かつ網羅的に査定し、可能な限り、彼らの状況や所見を確かめ、これらすべての情報を以前の経験に照らし合わせて、すべてを状況に応じて評価する。内省の要素がすべて揃っていたとしても、それらは素早く一体化してしまうので、行動は直観的で、十分考え抜いたようには思われない（Christensen and Hewitt-Taylor 2006）。

　直観と思われ、そのラベルがつけられたものがどのように発展していくかについては、大きな議論の対象となっている。しかし、すべてが内省に至るわけではなく、行動中の内省、理論になることもある。しかしながら、リンハムとパーキンソン、デンホーム（Lyneham, Parkinson and Denholm 2009）は、直観的な実践と言われているものが、関係者が内省すべき知識、経験、時間を合わせた視点に発展していくと唱えている。専門的知識というものについては、パトリシア・ベナー（Patricia Benner）抜

きには語れない。ベナー（1984）は、熟練看護師がどのようにして仕事をし、意思決定をしているかに関する研究で有名である。彼女は専門的な判断については直観的なものであるが、出来事や状況のパターンを認識する能力、状況間の類似性を知る能力、どのようなことが起こってくるのかを良識に基づいて理解する能力、事態がどのように展開していくかということについて熟練した実践知識を持っていること、直面している状況の特定の側面がどれほど重要かを把握する感覚、そして物事を筋道たてて考えることのできる能力に依拠していると述べている。ベナーの研究に対しては、多くの反論もある。現実的なエビデンスに対するように、熟練した意思決定を支えるにあたり直観を強調することは、レマー、スティーブン、グレリー（Lemmer, Steven and Grellier 1998）らに疑義を呈されており、スタンディング（Standing 2007）は、ベナーは、研究から得られる知識も含めて理論的な知識を低く評価している、と指摘している。しかしながら、ベナーの研究は必ずしも理論的な知識の果たす役割を除外しているわけではない。レマー、スティーブン、グレリー（1998）やスタンディング（2007）の研究のような、専門的意思決定に関する他の研究と並行して、専門的意思決定をする人は、問題状況に最適になるように、幅広い知識を精一杯使い、速やかに、正確に、そして意識することはほとんどなく決断を下していることを示している。

　このように明らかなことは、質の高い専門的意思決定は、知識と経験の統合を必要とするということである。しかしながら、関与する要員の知識や経験だけでなく、良質の意思決定には通常患者も巻き込むべきである。

患者の経験と嗜好

　「決定をなされた」人が、そのなかでいくつかの選択肢を持つということは、大きな意味を含む。保健医療の専門家たちは、理論的知識と長年の経験に基づいたかなりの情報を持ってはいるだろう。しかし一方で、結局は、状況から距離を置いている当事者の患者はそれができない。したがって、患者の関与あるいは意思決定そのもの以外のすべてがよい考えのよう

に思われるとするには違和感がある。ある状況下では、たとえば、もし非常に重篤な疾患の場合、患者は意思決定に大きく関わる立場にはないかもしれない。しかしながら、下される決定によっては、患者からの情報が決定するために求められることもある。それらは、たとえば、投薬、面接であり、どのような医療を受けたいのか、そういった状況では実際の決断は患者に委ねられる。患者がもし時間の無駄だと考えるならば、彼らはおそらくそれをしないだろう。たとえ、私たちが意思決定だとして多くのことを書き出しているとしても、である。患者の見方に気がつかないとか、過小評価するというのは馬鹿げて見えるかもしれない。というのも、それはほとんどの状況においては、人びとは自分がしたくないことは何もしなくてもよいからである。たとえ私たちが患者の選ぶことに同意できなくても、したいと思って患者が自分で決めたことを関係者が知っておくのは、より理にかなっていると思われる。

　このような論理と同じように、保健医療における多くの意思決定は明快に「正しい」とか「間違った」回答を持つものではない。このことは、患者らの価値観と優先順位によるものなので、意思決定で影響される人以外、何が良い結果なのか、はたまた悪い結果なのかを決めることはできないことを意味している（Protheroe et al. 2000）。保健医療従事者は、なされた介入と多くの人びとが幅広く類似している状況に対応しているというその時点のエビデンスの結果として、よい成果と思われることが起こる機会を知っているかもしれない。しかしながら従事者は、どのような影響、副作用、そしてその効果がどのくらい持続するかを通常は知らない。そこで、個人にとって良質な決定をするためには、彼らの考え方を受け入れなければならないし、可能な限り優先しなければならない。時には、技術的には正しい解決法が、ある個人にはまったくうまくいかないことがある。たとえば慢性肺疾患の患者が、十分な肺機能評価を得た上ですべての薬物療法の検討をすることは役立つかもしれないが、そのためには3日間は病院に来なければならないだろう。しかしながら、もしこの期間仕事を休むとしたら、たとえ彼への治療がよりよい状況になるにしても、彼にとっては最善の選択ではないかもしれない。

自律性あるいは自己決定の選択をする権利の尊重は、保健医療においての倫理原則の1つである（Lowden 2002）。しかしながら、自分の健康に関しての意思決定を行う患者に焦点が当たるようになったのは比較的最近である。伝統的に保健医療従事者は、患者にとって良いかを知っていると見なされていた。そのため、彼らが意思決定をして、それらがどういうものかを患者に知らせるのが適切だと見なされていた（Kennedy 2003）。患者の治療に関して、受身の立場から、決定する際に患者をその中心にすえる必要があると提案されてきた理由は、保健医療において民主的な考え方が強くなってきたことを意味している。つまり、保健医療の関係性において、基本的人権を尊重しようとするようになったからである（Gallant, Beaulieu and Carnevale 2002）。すなわち、個々人が自分の権利に気づき、情報の提供を期待し、そして自分で意思決定をするということである（Kennedy 2003）。差異は問われることなしに専門家に提示されるということ（Wilmot 2003）、生物医学モデルによって提示するよりも、もっと幅広い概念としての健康観がますます一般的となっていることである（Wilmot 2003）。その結果、現在では、患者の視点が保健医療における意思決定においては必須要件となっている、と一般的に考えられている。にもかかわらず、保健医療の提供に利用できる資源には限りがあり、また必然的に選択は限られている。このことと、選択についての現実と限界は、患者たちが情報を与えられた上で意思決定できるようになるための、情報についての一部である。

　これは患者に意思決定のすべてが委ねられていることを意味しない。自律性は自己決定と関わるが、自律的に行動をする人は、他者からの助言や支援、補助を求め、そして受け入れることができ、他人とは異なる選択ができる。自律的意思決定が意味するのは、自分の決定が依拠するすべての情報を知る権利、自分で決定する権利、そしてその決定でどれほど他の人びとに影響を及ぼすかを決める権利を持っていることである（Kaplan 2002; Lowden 2002）。患者の自律性を尊重するということは、個々人が自分のために最良の選択ができるように支援される、偽りのない情報交換の文脈に置かれていなければならない（Orfali and Gordon 2003）。患者の自律性と医

9 意思を決定する

学的な父親的恩情主義（パターナリズム）との間にある主要な違いは、他人の考えに向けられる影響、意思決定のプロセスへの関与が、個々の患者の選択であり、患者に押し付けられるものではないということである。

自律的意思決定において、人びとを支援する保健医療従事者の役割の1つは、得られる過剰な情報の理解を手助けすることである。たとえば、インターネットを通じて容易に得られる情報は、ある範囲で有用であろう。一方で、多くが混乱のもとになるかもしれないし、誤解を招いたり、正しくなかったりするかもしれない。患者が置かれている状況において、異なる視点、優先順位そして患者の専門性を尊重するけれども、一連の多様な質の情報を患者が集めることを手助けし、情報が何を意味するのかを支援的に議論し、患者の選択について賛否両論を考えるのを手伝うのはきわめて重要である。このことは、多くの「研究から明らかになったこと」や、他の形式で提示される明らかなエビデンスの質と応用性を彼らに説明したり、彼らと詳細に調べたりすることを含むであろう。

いくつかの状況においては、患者は彼らの特異な状況について、医学的にも、技術的にも、保健医療従事者よりたくさんの情報を持っているだろう。すべての保健医療の実践において、すべての情報を知るのは不可能な仕事だといえるかもしれない。ある条件にある患者は、保健医療専門家ができるよりも多くのより新しい情報を手にすることが可能である（Hewitt-Taylor 2006）。このようなことから、意思決定のプロセスは、開かれた対話の中心になければならず、そこでは、関与するすべての人びとが自分の持つ知識と専門的知識を提供し、そのなかから、最も影響された人びとが選択を行うが、すべてのことが必ずしもすべての人に与えられてはいないという現実的世界の文脈においてなされるのである。

保健医療従事者と患者の持つ知識、経験、価値観、信条のすべてが、個々の事例に最良となる効果的で共有される意思決定のなかにとり込まれなければならない（Hu, Kemp and Kerridge 2004）。小児や意思決定能力が疑問視されている人の意思決定は重要であり、それは特殊な考慮すべき事柄である。しかし原則として、影響を受ける人びとこそが、どこでも可能な限り保健医療についての意思決定の根本の土台にならなければならない。

「正しい」決定をする

　エビデンスに基づく実践では、利用可能なすべてのエビデンスを意識するだけでなく、それらの統合が必要である（Rolfe, Segrott and Jordan 2008）。これは、状況の多面性、何がなされるべきかについての異なった見方、これらすべてを測った判断に達すること、この特定の状況で何を意味しているかの理解、そして最良の成果だと思われることを作り出すことを意味している。時に、これは、熟考された質の高い研究であっても、状況に必ずしもそぐわないか、患者が望む成果に一致しないと考えられると、このような状況では選択されないことを意味する。それでもなお時に、エビデンスの出どころが合致しない時、何を最も重視すべきか、ということについての問題は残っている。

　すべてのエビデンスが同じように示唆している時は、素晴らしい。しかし、必ずしもすべてのエビデンスが同じことを示すとはいえないことが頻繁にあり、どれが最善だとわからないこともある。もし研究によって、経験や実践を通して得られた私たちの知識が確証されたならば、患者は、それは良い考えのようで、他の人にも不都合がなければ、それは重要であると言うだろう。いくつかの判断はこのようなものであり、何ら支障を生じさせない。しかし不幸にして、私たちが持っているいくつかのエビデンスは必ずしも安定しておらず、最も重みのあることを決めるのは、意思決定の技術の1つ、あるいは試練である。

　最初の一歩は、おそらく、臨床における意思決定は必ずしも容易ではないと知ることであろう。何をすべきか決断するのがかなり容易ないくつかの状況がある。心停止状態は比較的容易に決断できる。というのも、それは明確なアルゴリズムがあるからである。継続的な看護の判断はしばしば困難な場合がある。現実には、すべての決断に対して考える事柄がたくさんあり、それらの重みを測りながら看護を終了する人びととも関連を持ちながら、所与の状況下で、どれに重きをおくか、そしてそのバランスは何かを決めるのは簡単ではない。このように、しばしば混乱した、あるいは

曖昧な意思決定のプロセスにとって代わるものはない。いくつかはより容易にできることもあるが、究極的には、真実は決定されなければならず、なかには困難な決定もあるということである。時に、もし正しいと判断ができれば、すぐに理解できることがある。しかし、いくつかの決定については、決して確信が得られないこともある。

　いくつかの利用可能な意思決定モデルや補助が存在する。あたかもそれらは私たちを多くの混乱や悩みから救ってくれるのではないかと思わせてくれる。しかしながら、たとえ最善の意思決定のツールや指針であっても、それらは意思決定はしない。いくつかの意思決定モデルは、明白な思考過程を提供するという意味では、非常に有用であろう（たとえば 'DECIDE' Guo 2008 を参照）。それらが役に立つためには、手に入れやすく利用者にわかりやすいものでなければならない（Bowles et al. 2009）。情報技術（Information Technology: IT）は意思決定の補助に有用である。しかし、意思決定の補助と同様に、紙媒体であってもコンピューターを使うものであっても、その価値において本質的要因は、このシステムが良いかそうでないかである（Liu, Wyatt and Altman 2006）。IT では、複雑な意思決定を解決させることはできない（Jadad 2002）。あらゆる形式の意思決定ツールを利用する保健医療専門家は、彼ら自身の臨床判断を個々の状況に当てはめなければならない。このように述べてくると、意思決定ツールは単なる補助であるはずだが、もしそれらがうまく考察されているなら、私たちがより体系的に、かつ有効に考え、考慮し重みづけをするすべての事柄を思い出させてくれるかもしれない（Effken et al. 2010）。

　私たちが手にしているエビデンスのすべては重要で、良質な決定は十分に吟味されたものである（たとえ時には熟慮されたというより直観的に考え出されたものであっても）。決定のすべての側面にどのくらい重きをおいたかは、何を決定してきたかに左右される。それを誰もあなたに指令することはできない。

自分の決断を説明し正当化する

　研究の利用から身を遠ざけさせてしまう要因の1つは、自分がすることについて疑問を呈されること、そして、いかに自分自身を正当化していくかを考えることである。以下では、実践を変え、あるいは時に自分自身や他の人びとにとって脅威にならない方法を議論していく。しかしながら、臨床上の意思決定において、絶対的に正しいとか悪いとかはいえない状況がしばしばある。たとえ直観と優れた実践家であることは偉大であるとしても、直観的な判断をし、そしてあなたが良いと感じていることが正しいとしても、決定過程の手がかりをあとからほどけるようになるのは有用である。なぜならば、なぜそれをしたのかの理由を正当化でき、他の人びとに説明できるということを意味しているからである。判断を分析する方法を発展させていくことは、なぜそれを自分がしてきたのかを問われた時に、後天的に得られる非常に質の高い直観的な実践であることを説明することができ、あなたを不安にするものでなくなるからである。時には、どうしたら別のことがより良く実践できたかもしれないとか、それから学ぶことができたとわかるかもしれない。

　このように述べてきて、もし十分な判断ができたとしても、そしてたとえ私たちが持つすべての専門的意見を基にしても、時に間違った判断をするかもしれない。一方で、私たちの生涯で、誤った判断をするのが嫌だといって、何ら決定をしないでいては、その方がさらに悪いだろう。こういったことから、全員ではないにしろ、私たちの多くは時々間違ってしまうことを受容しなければならない。これを受容できることで、私たちはそれを認識できるようになるし、それから学ぶし、早い時期に修正することに結びつく。しばしば決定は逆行する。不十分な意思決定に対し弁明はないが、もし十分に思慮深く決定されたものが悪い方へ行ってしまったとしても、それは必ずしもあなたの過失ではないし、責められるものでもない。判断は変更されるということを理解することが、専門的意思決定の他の要素と同じように重要である。

9 意思を決定する

まとめ

　研究というのは確かに意思決定する上で考慮する対象の1つではある。しかし、それ自体では臨床判断をするのに十分ではないし、必ずしも常に最も重要な思考ではない。経験も必要である。しかし、その経験は、情報化された知識として蓄積され、専門家や同僚の意見、その決定の対象となる人びとの意見を十分考慮し、また内省することによって活かされてくる。この組み合わせは、適切な量のエビデンスを必要とし、最良の決断と思わせるものを作り出すために統合されるべきものでもある。臨床実践における意思決定は、明らかに正しいか悪いかが明白ではない。また、厳格な科学ではないということを受け入れるのは大事である。理屈づけられた、もっともらしい判断をできるようになることが必要ではあるが、同じように、決定は正しくなかったり、物事は変化していくもので、さらに新しくかつよく吟味されたエビデンスに照らし合わせて、初期の決定をためらわずに検討することも重要である。

10 実践を変更する

　第3章で述べられている情報の収集と、第4章から第8章にかけて述べられているような情報の評価を行い、ある実践のなかに変更することによって有効な働きをする部分が存在すると判断したとしてみよう。もしそうなら、変更しないことは、これまでのあらゆる努力を無駄にするようなものである。その変更点には個人の実践や、より広範な職場レベルの実践も含まれるかもしれない。これら種々の変更方法には、いくつか共通点があるし、相違点も多いので、分けて検討した方がより効果的である。本章では個人の実践の変更について検討し、次章ではチームレベルの実践の変更に焦点を当てる。

　働き方を変えることは簡単で、さしたる努力も計画も必要としない時もあるが、挑戦的なことでもある（Grol and Grimashaw 2003）。あたかも容易に思われる事柄でさえ熟慮が必要であるとわかることもある。第一に、自己の実践を本当に変更したいのか、あるいは変更する必要があるのかを決定しなければならない。仮にその回答が「イエス」であるならば、つぎに行うべきことは変更したい事柄そのものと、その変更方法を選択することである。またあなたは前進しているのか、あるいは最終目的を達成したのかを判断する方法も決めなければならない。こうした類の論理的・構造的思考は実践変更過程をより簡素化し、批判や疑念への対応を容易にする。なぜならば、批評家が提示する多くの疑問に即答できるからである。

変更事項の決定

　実践の変更がどんなに望ましいと思われても、現実には実行可能な変更もあればそうでないものもある。実践の変更に要する努力に多くの時間と労力を費やす前に、あなたが欲する変更が実行可能かを検討するとよい。いくつか変更したい事柄があったとしても、それらを一度に変更することができず、優先順位を決定しなければならない場合もある。仮にアイデアや思考をいつまでもまとめられず、最初に何をすべきかを決めかねていると、何も変更できなくなる。最も重要で、妥当性があり、達成可能な事柄に焦点を当て、それを実行することによって、何かが起こる。またそれを成し遂げることで、自己の実践を変更できると確信し、つぎの　実践へ移ることができるのである（Wright 2010）。

　変更したい実践を決定するには、それを問題と見なす理由、変更したいとあなたに思わせる事柄、その変更を最優先課題にさせている事柄について検討する必要がある。その実践が問題だと見なす理由を明確にすることは有益である。なぜならば、仮にあなたが主題から逸れる、主題に注意が行き届かない、あるいは主題に幻滅したとしても、その変更が当初非常に良いアイデアであると考えた理由を思い出させてくれるからである。別のアイデアに基づいて取り組むべきであったと考え始めたら（特に現在取り組んでいる実践の変更が、予想していたよりももっと困難であるならば）、このことを始めた理由をまず振り返ってみるとよい。あなたが高いモチベーションを持って取り組んでいる困難なことを実践したいと思う理由を教えてくれる人は、有益なこともあるし、お節介なだけのこともある。それはその人がどんな人で、あなたがどんな気分の状態にあるかに左右される。しかし自己を省察することは有益な時もあるはずである。

　変更する目的が何であるかを正確に特定することは、あなたが欲している事柄を明確にすること、そしてその変更が生じているかどうかを後で判断しうることを意味する（Golden 2006; van Bokhoven, Kok and van der Weijden 2003）。緊張を強いられる状況において効果的な意思疎通（コミュニケー

ション)をとる方法に関する文献を閲覧すれば、あなたはそのような状況におけるコミュニケーションの方法を変更したいと思うかもしれない。しかし、緊張を強いられる状況とは何なのかを正確に判断できるようになるとよい。あなたは、ぶっきらぼうで失礼な同僚とのコミュニケーションの方法を変更したいと考えているのだろうか？　それとも患者やその家族が不満を抱いている際に、より効果的にコミュニケーションをとれるようになりたいのだろうか？　自分自身の意図を正確に知ることは、望ましいことである。なぜならば、自己の目的を達成したかどうかを判断する際に、どの程度成果を収めたのかを明確にすることができるからである。「緊張を強いられる状況でのコミュニケーションにもっと自信を感じる」のではなく、むしろ「私は今、さらに自信を持ってこの状況を改善し、不満を抱いている患者やその家族に介入することができる」と考えられる。また、別の緊張を強いられる状況においても、より効果的にコミュニケーションをとることができると思うであろうが、実践を変更したいと思わせる事柄を正確に知ることによって、どの程度成果を挙げたのかを、より明確に判定することができるのだ。

　仮に手洗いの実践を変更する決定を下した場合、適切に手洗いを行うことを目的とすることは言うまでもないが、正確な技術で手洗いを行えることを目的としているのか、あるいは手洗いをする必要のある際に常に正確な技術を活用できることを目的としているのかを明確にしなければならない。変更したい事柄を明確にすることによって、最終目的が現実的であるのかだけでなく、それを実現するために必要なこと、進捗状況、そして達成時期を判断しやすくなる。

目的と目標

　目標が何であるかを決定することによって、目的が何であるかをより明確化することができる。しばしばSMART目標と表現されるものを活用することは有益である(Doran 1981)。

S	Specific	具体性
M	Measurable	測定可能性
A	Achievable	達成可能性
R	Relevant	妥当性
T	Time-bound	時間拘束性

具体的な目標を持っているということは、達成したい事柄が非常に明確であるということである。たとえば、一般的目的が「手洗いの改善」であるならば、具体的目標は「正確な手洗い方法の習得」あるいは「いつでも正確な手順にしたがって手洗いをすること」であろう。

測定可能性はいつも保証されたものとは限らず、それはあなたが取り組んでいる事柄に左右される。仮にコミュニケーション技術の改善を計画しているなら、純粋に測定可能な根拠を活用することは不可能である。たとえば、苦情に対応しなければならなかった回数や、あなたがとった方法によってある困難な状況が首尾よく改善したかどうか等について、いくつかのデータを持っているかもしれない。一方で、その困難な状況に直面したことについてどう感じているのかという測定不可能な根拠も持っているであろう。研究の場合と同じく、変更計画においても、測定可能な最終目的は測定可能な事柄に対しては有効であるが、そうでない場合は無効である。目標を達成できたかどうかをある程度の確信を持って判断できることは、測定可能なことよりも重要であるのかもしれない。目的が仮に不満を抱いている人びととのコミュニケーションの方法を改善することであるならば、その成果の判定法として、こうした状況においてうまくコミュニケーションをとれたと感じる頻度を測定することが挙げられる。また、このような状況に直面した時に、さらなる不安を感じていないかも判定基準となるかもしれない。これは測定可能なことではないが、たとえ他者に証明することが困難であるにしても、あなたは変更しようとしている事柄だけでなく、その変更が生じているのか否かを認識するであろう。

目標はまた達成可能か、少なくとも達成可能性を持ち合わせていなければならない（Clarke 2001; Reed and Turner 2005）。確実な手洗いを常に実施

することが目的であれば、それは達成不可能である。手洗いがどんなに望ましいことであっても、緊急事態がある程度の頻度で発生し、理想的な手洗いを実施できないまま、速やかに静脈内注射薬を投与しなければならない環境であなたは勤務している。おそらく、手指衛生方針に沿った厳格な手洗いを常に実施するという達成目標は、緊急時には妥当ではない。緊急時には、異なった方法が必要で、それが採用される場合がある。そしてあなたは緊急時にこうした方法をとるだろう。仮に達成不可能な目標を設定すれば、計画はうまくいかない。このことはあなたを失望させるだけでなく、他者にあなたの最終目的と成果を批判する余地を与えることにもなる (Clark 2001; Reed and Turner 2005)。

目標は目的に関連していなければならないのは当然のことであるが、これらは変更過程で区別されることもある。仮に不満を抱いている人とのコミュニケーションを改善することが目的で、スタッフの申し送りが不満を鎮める上で有効であることを確認することが目標であれば、それは非常に有益かもしれない。しかしこの目標は苦情を訴えられた際のコミュニケーション能力には関連性がない。これは対処すべき苦情が少ない（それ自体は疑いもなく好ましいことではあるが）ことを示しているが、それはあなたが提示した目標の真の対象ではない。

時間拘束性のある目標を設定することもまた有益である。なぜならば、そうすることによって順調に計画を進めることができるし、自己の期待が現実的なものかどうかを検討することもできるからである (Clarke 2001)。仮に計画している変更が時間拘束性を有しているのであれば、最終目的の達成に向けた道筋に沿って前進していることを実感できるよう段階的な目標を設定することが望まれる。仮にあなたが苦情への対処に自信をつけるという目的に関連した目標を2つ設定するとしたら、1つ目の目標はコミュニケーションの方法の向上、2つ目の目標はそのような状況においてあまり不安を抱かないことになる。前者はおそらく4ヶ月で達成可能だが、後者の達成には1年はかかるだろう。たとえ不満を抱く人びとに対応する際に不快感を抱いたとしても、段階的な目標を設定することによって、表面的にはその状況をよりうまく処理し、自信をつけ、より良い成果を得ら

れるようになる。

実践計画

　達成しようとしている事柄と、実際にそれが達成されたと判断する方法を決定したならば、つぎの段階ではそれを達成する方法、つまり実践する事柄と、それを実践する方法を決定することになる（van Bokhoven et al. 2003）。これはもうすでにわかりきっていることかもしれない。しかし何も見過ごされることなく、あらゆる不測の事態に対応するために、実践すべきすべての事柄を検討する必要がある。仮に手洗いを実施する必要のあるすべての場面で最適なガイドラインに沿って手洗いを実施することができるようになりたいのであれば、実践すべき事柄は明確である。つまり常に適切に手洗いをすることである。しかし、より細かく物事を考えることは有益な時もある。まず仮にあなたがすでに必要な知識や技術を修得しているのであれば、その既習の知識や技術のうちどれが必要であるのかを決定するとよい。さもなければ、それを習得する場所や方法を決定するとよい。

　新しい技術がそれに含まれているのであれば、それを実践する必要があるか否かを検討する必要がある。適切な手洗い方法を理解してはいるものの、それが習慣になっていると確信できないのであれば、気が散っている時でも、ほとんど何の努力もせずに手洗いを実践できるようにするために、何度も手洗いの訓練をする必要はない。このようにして、新しい実践を「始動」する際により迅速に手洗いを実践することができるようになる。結果として、限られた時間内に競合する要求に対応するために検討された新しい方法が阻害される可能性が高まる。

　理解する必要のある事柄と、向上させる必要のある技術を決定したならば、物事を習得・訓練する時期と新たな実践を実際に開始する時期とを区別するとよい。このことは、暫定的に自己の実践を改善しようという試みを妨げるものではない。しかしいつそれは重要になるのだろうか。つまり、いつ「これから私は正しい方法でのみそれを遂行する」と自分に言い聞かせることができるのだろうか。仮に正しい手洗いを確実に実施するという

測定可能な目標を設定したとすれば、たとえそれがあなただけのあるいはあなたの内に秘めた目標だったとしても、その時初めてその目標は計測可能なものになるのだ。

　すべての事柄について熟考することは非常に困難なことである。また計画を文書化せずに無意識的に実践することもあるだろう。しかし、徹底的に熟考するということは、あらゆる事態を想定しそれに備えて計画を立案することを意味する場合がある。詳細な計画を立てることによって、予測できない落とし穴を回避できる。あなたの計画はまったくありふれたものかもしれない。しかしそれは、現状と将来の方向性について明確な青写真を提供し、あなたがいかなることも見過ごすことのないように保証してくれる。しかし、「目標を達成するために実践すべきこと」について論理的に熟考し、目標の達成に必要なものすべてに留意したとしても、いくつかの重要な資源を欠いているがために、目標が達成されないこともある。

資源

　必要な資源がなければ、変更はその効果を発揮しにくい（Golden 2006）。個人の実践よりも集団的実践を変更する時の方が、資源がしばしば問題となるが、資源は個々人の実践にも集団的実践にも関連している。重要な資源の1つはあなた自身である。実践すると決めた事柄に時間と精力をどれだけ充てられるだろうか。変更をマネジメントする上で、モチベーションは重要な検討事項であり（Grol and Grimashaw 2003）、モチベーションの高さは、個人の変更マネジメントにおいて検討すべき非常に重要な資源である。確かに、あなたは実践しようとしている事柄に関心を抱くに違いないが、それを達成するために必要な時間と労力を費やすことが不可欠なのかどうかを検討する必要がある。また必要とされる時間と労力が今あるのかを検討する必要もある。実践の変更にはしばしば継続的な努力を必要とし、今が変更するのに良い時機なのかを判断する必要もある。速やかな実践の変更が必要な場合もあるが、仮に時間的余裕がある場合は、実践の変更は時機を見て行うのが賢明である。時機を待つことと何もしないこととのバ

ランスをとらなければならないが、他に実践しなければならないことが沢山あるがために変更が失敗に終わり、2週間のうちにさらなる時間と労力が必要となるのであれば、あなたが締め切りと遅延に厳格である限り、時機を待ってもよい。

　実践を変更するためにモチベーション、時間、労力以外に何も必要としない時もあるだろうが、設備と資源の必要性やそれらの入手可能性を計画の段階で検討しておく必要がある（Golden 2006; Grol and Grimashaw 2003）。集団的実践よりも個人の実践を変更することの方がより少ない費用と資源で済む傾向にあるが、効果的な手洗いの実践のような事柄でさえ、手洗い設備が必要である。また最終目的を達成するためには、必要な技術や知識を向上させるのに、他に資源が必要ないか検討する必要もある。支援してくれそうな重要な同僚や他者の存在についても考慮しておく必要がある。これは必ずしも彼（彼女）らが実践を変更してくれそうだからではない。むしろあなた自身の進歩と挫折について、議論あるいは談義する相手を持つことは有益であるからである。

変更への障害

　通常、実践変更への障害物について検討することは良い考えである。これには、特に多忙な時に陥りやすい確立された習慣や実践が含まれる（Grol and Grimashaw 2003）。またその障害の影響やそれをマネジメントするためにとられる戦略について検討する必要もある。障害の性質を理解し、それに取り組む方法を計画しておけば、仮にその障害が発生したとしてもあまり問題とはならない。たとえば、あなたが手洗いの実践を変更するつもりならば、起こりうる障害としては以下のようなものが挙げられる。

・時間不足（Grol and Grimashaw 2003; Oxman and Flottorp 2001）
・手洗いに時間をかけるのを阻害する多忙
・適切な手洗い方法にまで気が回らないという意味での多忙
・設備の不備（Grol and Grimashaw 2003）

- 同僚からの圧力:同僚はあなたに手洗いの時間を考慮せずに様々な業務を迅速に行うことを期待するかもしれない(Grol and Grimashaw 2003)
- 不十分な手洗いがもたらす弊害については明確なエビデンスが不足しているため、より顕在化している他の課題よりも低い優先順位を与えられかねない(Grol and Grimashaw 2003)
- 患者の期待(Oxman and Flottorp 2001):患者はすぐに看てもらうことを期待しており、患者が待っているあるいは呼び出している時にあなたが適切な手洗いに時間を費やすことは問題であるかもしれない

　これらの課題を理解・特定することによって、その影響を緩和あるいは克服する方法を検討することができる。たとえば、あなたが適切に手洗いすることを欲しているにもかかわらず、ナースコールをしてきた患者が相反する感情を抱いていたとしよう。たとえそのような事態が生じたとしても、事前に備えがあれば、あなたはそれに対応することができる。

　物事がうまく進まない時でも、理想を持ち続けるモチベーションと能力をマネジメントする方法を検討しなければならない。仮に周囲からの抵抗にあっても、一連の行動を遵守することができるのであれば、それは争点とはなりえない。しかしそうでなければ、それを潜在的な障害と見なし、それにどう取り組むかを検討したいと思うかもしれない。

　いくら真剣に実践の変更を計画したとしても、物事が計画通りに進まない可能性がある。幸いなことに、変更への潜在的な障害と、最終目的を達成するのに必要な正確な手順を特定することによって、その可能性は最小化される。しかし、何か問題が発生し、それによってあなたが完全に動揺してしまわないためにも、文書あるいは頭のなかで緊急計画を準備しておくとよい。

予定表

　明日できることは今日やるなという「マニャーナ文化[*]」に陥るのを避けるために、実践の変更開始時期を決定するとよい。変更作業の開始日と最

終目的達成期限を設定するだけでなく、たとえ変更作業が終了していなかったとしても、作業の進捗と達成度を知るために、段階的目標を設定するとよい。いくつかの重要な成果が出るまで最終目的達成期限を設定できない時もあるかもしれないので、いくつか段階的な目的達成期限を設定するとよい（Clarke 2001）。

　現実的な予定表を作成することは重要である。物事はあたかも実際よりも簡単そうに聞こえる時もあるので、目的を達成するために実践しなければならない事柄を正確に検討することによって、現実的で実行可能な予定表を作成することができる。どんな予定表であっても柔軟性が必要である。仮に最終目的の達成が遅れてしまったのであれば、そのことを考慮し、達成しえない最終目的のために努力する代わりに、目的達成期限を別の日に設ける必要がある。あなたが各段階に必要な時間を少なく見積もっていたことに気づいたのであれば、不可能なことを実践するのではなく、計画を再検討することを躊躇してはならない。

新しい実践の評価

　最後に、変更しようとした事柄が実際に変更されたのかだけでなく、もし可能であれば、その変更は重要であったのかを知る必要がある。つまり評価戦略を用意しているかということである（Cork 2005; Golden 2006; van Bokhoven et al. 2003）。理想的には、成果の評価基準はあなたが成し遂げた事柄と、それを成し遂げるためにとった方法の妥当性と有効性を判定できなくてはならない。これはいつも可能とは限らない。たとえ手洗いの実践を変更したとしても、病棟内の感染率がそれによって変化したことを立証するのはおそらく不可能である。せいぜい正しい手洗いの実施頻度に関する目標を達成できたかどうかを知ることで満足しなければならない。しかし、仮にあなたの目的がより自信を持って患者やその親族の苦情に対応できることであるならば、過去4ヶ月間、苦情が噴出しそうな10の状況に

＊ロングマン現代英英辞典では、マニャーナとは、「気が緩み過ぎて、物事に取り組むのが遅い人」と定義されている。

あなたがうまく対応できたかどうかを確認することによって、その目的の達成度を評価できる。また、あなたの介入によってもたらされた肯定的な成果（患者やその親族との面接）や、彼ら（彼女ら）が置かれている詳細な状況と個々のニーズなどを特定できたかどうかを確認することによっても、目的の達成度を評価できるかもしれない。

持続的な変更に向けた計画

望まれる成果が出ると、変更計画が終了してしまうことがよくある。この蜜月期以降の計画が重要である。困難で反発を招くような実践を新たに行う時でさえ、それをやり遂げるのに必要な熱意とエネルギーを初期段階では持っているものである。しかし時間の経過とともに、徐々に元の実践方法に戻ってしまうかもしれない。これを回避し変更を継続させる方法について検討する必要がある。さもなくば、初期段階で払ったあなたの努力は無駄になってしまう（Golden 2006）。持続的変更は、最終目的の達成度を評価する期日を設定する（たとえば、変更計画の終了から6ヶ月後と1年後に、自己の達成度を評価する）ことによって成し遂げられる。これにより、あなたは最終目的の達成度を思い起こし、その達成度がまだ維持されているかどうかを確認することができる。持続的変更を完遂するもう1つの方法は、個々人の計画を集団的計画に発展させる（あるいはより高いレベルで計画を実施する）ことである。こうすることによって、あなたは最初から変更計画をやり直さずに済むのである。

実践の弁護

自己の実践を変更する時でさえ、あなたはその新しい実践を弁護する必要性を感じるかもしれない。人間が自己の実践を変更したがらない理由は、物事がうまくいかなかったり、医療過誤やいい加減な実践のために非難されたり、様々な苦情を受けたりするからである（Grol and Grimashaw 2003; Oxman and Flottorp 2001）。達成したい事柄、それに取り組む方法、そして

成果を測定する方法を明確にすることによって、あなたはその達成したい事柄を再確認することができる。なぜならば、そうすることによって、あなたは物事がうまく進んでいるかを査定するための「チェック項目」を明確にすることができるからである。あなたの目的が常に徹底した手洗いを実施することであるにもかかわらず、患者から迅速な対応をとっていないと苦情を訴えられることを懸念しているのであれば、あなたは新しい実践を導入し、実際に患者への対応にどれだけ遅れが生じているのか、その遅れが悪影響を及ぼしているのか、そして実際に苦情を訴えている患者がいるのかを1週間モニタリングしていると（おそらく自分に）言い聞かせることができる。たとえあなたがその根拠を自分自身だけに示すにしても、こうすることによって、起こりうる利益や問題を検出・検討し、それらが取るに足らないかあるいは存在しないという明確で弁明可能な根拠を持てるのだ。新しい実践を始める前には、頭のなかや文書で最悪のシナリオを想定しておくべきである。なぜならば、最悪のシナリオの深刻さとその発生可能性、そして実際にそれが発生した場合に何をすべきかを慎重に検討できるからである。

　もう1つ重要なことは、良いアイデアはうまくいかない時もあるということを認識することである。成果は保証されたものではないと主張しておけば、仮に成果を出せなかった場合でも、あまり名誉に傷がつかずに済む。真剣に何かに取り組むつもりがないのに、それがうまく行かない理由を考えることと、物事はうまくいかないこともあると認めた上で情熱的かつ現実的に何かに取り組むことは別物である。

行動計画書

　個人あるいは集団的な変更に向けた行動計画書の策定には、多くの時間を要する。詰め込み的な行動計画が公表される場合もある。仮にあなたがだらしない恰好で遅刻しがちなために15分早く起床することを計画しているのであれば、もしかするとあなたには行動計画は必要ないかもしれない。つまりあなたは15分早くアラームをセットすることを忘れずに起床すれば

よいだけの話である。もちろん、前日よりも15分早く就寝しなければならないがために夕方のスケジュールをすべて変更する必要があるといった重大な影響が出るのであれば話は別だが。物事を熟考しそれを心に留めさえすれば、行動計画を文書化する必要がないこともあるが、行動計画や変更計画の文書化が有益な場合もある。

　行動計画とは、次章で述べられる計画や過程を文書化する方法のことである。行動計画を説明するのに正しい方法というものはないが、表形式で文書化することによって、あなたが実践している事柄、計画の進捗状況、実践されなければならない事柄、あなたが達成した事柄等を一目で容易に想起させてくれる。行動計画のサンプルとして、2つの例が付録3に掲載されている。

まとめ

　研究を解釈・評価するということは、物事の実践方法を変更しようと決断することを意味する場合が多い。仮に変更が必要で望ましいことであると判断したならば、最初に正確に決定しておかなければならないのは変更したい事柄である。行動計画書のなかにあなたの考えをまとめておくとよい。そうすることによって、実践したい事柄、その実践方法、あなたに必要なもの、阻害因子、実践に必要な期間、それが成し遂げられるか否か、そして成し遂げられる時期を知る方法について明確な考えを持てるのだ。また批判への対処方法や、新しい実践の斬新さが薄れるなかでその実践を継続する方法を緊急計画のなかに盛り込みたいと考えることもあるだろう。さらに、設定した最終目的を達成した時、あるいはより好ましいことだが、各ステージで達成した時か、あるいはより望ましく各ステージを終了した時に、あなたは報酬を受け取れる。これこそが通常、詳細な計画に多くの段階を設定する理由である。

11 チームでの実践を変更する

　第10章では、自分自身の実践を変更する時のいくつかの課題について論議した。一緒に働いているチームの実践を変えようとするならば、同じ原理が当てはまる。しかし、それはさらに大きな企てとなるであろう。あなたは実践を変更する必要性を個人や集団に納得してもらわなければならないし、変更の提案に関する個人的あるいは専門的な様々な見方や優先順位に対処していかなければならない。考えなければならないことがたくさんあるため、どのように対処していくかについて、常日頃より深く考え、かつ詳細な計画をたて、備えておく必要がある。

　実践を変更する過程は、氷が溶け、形を変えたあとに再び固まる姿にたとえられてきた（Lewin 1951）。この比喩は、どのようにして現状が検証され、変更の必要性が人びとに受け入れられていくかを、氷が溶けるのにたとえて描いている。変更が実行に移され確立すると、「再凍結」が起こる。この変更が集団に起こっている時、各々の構成員はその過程のなかで異なる段階にいる。そのため氷は、複雑かつ不規則に解け、そして再凍結する。新しい実践が提示されると、その変更を先導したり、変更が生じることを強く望む者（ほぼ一瞬で溶けてしまう人びと）、変更に賛同し推進する早期適応者（非常に早く溶ける人びと）がいることが多い。また、早期の段階で他の人びとがそれを受け入れていると考えているところに収まっていく人びとも多い（溶けるのだが非常にゆっくりと溶ける人びと）。また、初めは変更を拒むが、他の人びとがそれをするようになると同調していく人びとも多い。そして、新たな実践方法が確立されるまで変更を拒み

続け、そのままでいるか、出遅れるタイプの人もいる（Rogers 1995）。

この章では、集団やその構成員を巻き込む変更の対処に関わる諸側面について論じる。組織の変更を管理していく際の主要な複雑さの1つは、この氷の比喩でいえば、個々人がそれぞれわずかずつ氷の異なる位置にいるということであろう。上記について考えることは有用な指針になるが、各々の集団において多様性があり、冷凍庫のなかの整って凍っている氷というよりは、流動性のあるつぎはぎの氷のシートを扱うと言った方がいいのかもしれない。

変更するべきものは何かを決定する

第10章で明らかになったように、実践を変更するためには、目標設定が重要である（Golden 2006; van Bokhoven et al. 2003）。変更が大きく、関わる人が多いほど、何を達成したいかを決めるために多くの時間と努力を費やす価値がある。もしあなた自身でそれが何かを確信していなければ、他者がそれを受け入れることは難しいだろう。また何が目的なのかが明確でなければ、人がその成果を好むかどうか判断することはできないだろう。多様な専門家間の意思疎通（コミュニケーション）に関する研究を読んで、職場での専門職間のコミュニケーションを改善したいと考えたとする。これは非常に価値ある目的ではあるが、目標は情報や考えを共有するために毎月多職種間のチーム・ミーティングを詳しく調べることだと言葉にすることで、支援して欲しいことをより明確にできる。またそれは、あなたが何を望み、誰が関わり、どんな問題が起こりそうで、どのように解決されるかについて、きちんと把握していることを意味している。あなたが何を達成したいのか、そしてその計画を途中で少し変更したとしても、なぜなのかが明確であるなら、目的と目標が焦点からずれていないかをたやすく判断することができる（Golden 2006）。

変更管理を実現に向ける諸法

チンとベン（Chin and Benne 1985）は、実践を変更するよう他者を動機づ

けるための3つの主要なアプローチ（研究法）を明らかにしている。それらは、経験的・合理的アプローチ、規範的・再教育アプローチ、そして、集権的（強制的）アプローチの3つである。経験的・合理的アプローチでは、実践を変更することがあなた自身や一般にとっても最善の利益になると理解される場合に、人は実践を変更する。これは、新しい方法を提案する理由を説明するのに役立つだろう。しかしながら、論理的根拠を説明することは重要ではあるが、その根拠がどんなに強固であっても、ただ説明するだけでは十分ではない。変更がよい考えであったとしても、人びとが新しい実践を受け入れない多くの理由を考慮していないからである。

　規範的・再教育アプローチでは、変更の社会的文化的意味づけを考慮に入れ、なぜ人は新しい働き方を好むか、あるいは好まないのかという理由を探る。この方法のなかには、個人や集団にとっての変更の意味を、文化や信念、優先順位や価値観に基づいて考察する。そして、そこでは変更に積極的に関わり、自分のものとして、変更が起こるよう自分自身も変わることを進んで受け入れるとしている。同僚と協働し、考え、探究し、自分たちにとって役立つ解決策を見出すことが、この方法の一部である（Ludwick and Doucette 2009）。この規範的・再教育アプローチは、チーム実践全体あるいは一部を変更することを成功させる際には、ほとんど必ずと言ってよいほど必要となる方法である。

　集権的アプローチは、変更をもたらすために政治的・経済的力を用いる場面で使用される。新しいやり方の本質的価値ではなく、新しい方法で物事を遂行しないことがもたらす結果への恐れを用いるのである。この方法をとることは、それ以外の方法を見つけることができない時の変更を意味する。というのも、ある種の困難を避けるため以外には、誰もこの方法を信用していないからである。しかし、この方法が時には有益なこともある。たとえば、自分の身近に影響力がある同僚（必ずしも上司のという意味ではない）がいることは、自分の側に仲間の力という価値ある財産があることを意味する。このように、集権的アプローチは全体としては必ずしも有益な方法ではないが、この種の考え方にはいくつかの有益な戦略的要素が含まれている。

ほとんどの場合、これらの要素を組み合わせた戦略が必要で、その時々にあなたが達成を目指す事柄において、それぞれを適切に展開することになる。

フォースフィールド分析

　どのように変更をもたらすかという第10章での議論は、より大きな規模の変更を計画することに対しても当てはまる。しかし、より多くの人が関われば、より複雑な計画となる。チーム全体を包括するような大きな計画であれば、段階ごと、あるいはそれにともなう行動の局面に分割することが役に立つ。こうすると各段階において、何を達成しようとしているのか、何が必要なのか、誰が関わるべきなのか、誰が支援者となるのか、実践を変更することの価値について誰を説得すればよいのか、そうするには何が必要なのか、どれくらいの時間を要するのか、また目標に達したと、どのように判断すればよいのか、といったことを考えるのに役に立つ。これらの情報を行動計画に記録していくことが有益である（第10章と付録3を参照）。また、この一部として、変更の各段階において、推進したり逆に作用したりする個人や物事について考えておくことも意義がある。

　変更を促進したり、あるいは障壁となる事柄を分析することは、ルウィン（Lewin 1951）によってフォースフィールド分析として提示された。これは、変更に影響を与える場面で役割を果たし得る人の力の分析である。変更への障壁は、抑止力（変更に反対する、あるいは抑制的に働く力［人員］）として表され、変更の促進力は推進力（支持あるいは変更を促進する力［人員］）である（Lewin 1951）。変更を成功させるためには、全体の勢力が正の方向になるように、推進力が抑止力を凌駕しなければならない。推進力と抑止力は互いに関係し合っている時もあり、関係しない時もある。しかし、変更を進めるためには、全体の力の合計は正の方向である必要がある。病棟の申し送りを看護ステーションからベッドサイドに変更する力は、これが患者の関与を深めることになるという自分の確信である。互換的抑止力となるのは、このベッドサイドでの申し送りは単に患者について

枕もとで話しているに過ぎず、患者の関与を深めないと考えている人びとである。正の力となるためには、意見の統合的重み（それぞれの意見を持つ人の数と同じような強み）が患者の関与を深める、という考え方に傾かなければならない。しかし、この変更に賛成あるいは反対する全体的な力は、単に人びとが、ベッドサイドでの申し送りが患者の関与度を向上させるかそうでないかと考えることだけで成り立っているのではない。他にも、皆が患者の関与を好ましいことだと思うか（推進力）、それとも患者の関与が増えることに反対か（抑止力）、また、費用の問題（おそらく抑止力）、達成すべき目標のどれかにこの方法が合致するかどうか（おそらく推進力）など、他の多くの要因の影響も受けているだろう。実践におけるあらゆる変更に関連して考えられる抑止力と推進力の存在を評価することは、変更の受容に影響するあらゆる事柄を同定することになるのである。

　もし、チーム全体に関わる変更を率先して行おうとする時は、保健医療チーム内の一人ひとりの専門職やその集団、そして全体としての組織に関わる推進力と抑止力を考慮しなければならない（Grol and Grimashaw 2003）。変更点に関しては満足する個人や集団があるかもしれないが、そうでないこともある。また自分のチームはあなたの考えに熱心に協力してくれるが、より大きな組織では支持することを拒むかもしれない。各集団に提案した変更のそれぞれの段階において、推進力と抑止力を見極めることは、自分が何をすればよいか、またそれをいつ行えばよいかを計画するのに役に立つはずである。

変更の障壁

　実践での変更に巻き込まれたり、あるいは影響を受けたりする人は、それが機能するかどうかを認識する必要がある（Scott et al. 2003）。困ったことは、物事を新しい方法でしたがらないのは言うに及ばず、違うやり方でもしたがらないとか、関わりたくない理由が数多くあるということだ。なぜ変更に反対するのか不思議に感じる時もあるが、なぜそれを受け入れるのかと同様にもっともな疑問である（Price 2008）。もし、提案があるたび

に、誰もが即座に疑問もなく同意し参加するなら、それはそれで気になるだろう。

　変更はある種の喪失感をもたらす（Price 2008; Scott et al. 2003）。変更は、安定感や人びとにとって大切な何かを放棄することを意味する。変更を潜在的利益と同様に喪失過程と見なすことは、変更への反応が否定的であったり、予測不能であったり、一定でなかったりする理由を理解するのに役立つであろう。物事が現在どのように行われているかをよく知っていることで、人は専門家と見なされるのだろう。実践の変更は、専門家の自信や能力を奪うだけでなく、その意見を聞くために、他者がやってくるという専門家としての役割をも奪うことになる。このように、推進者には患者の記録をどのように整備するかというような些細な変更が、誰かの職業上の所属意識（アイデンティティ）喪失を表すことになりえる。人は変更の受け入れと拒否との間で戸惑うかもしれない。たとえば、「ある考えが基本的には良いものだと思っていても、どのようにしてそれになじんでいけばよいかわからない時」などである。つまり変更へと人を向かわせるようにするためには、不利益を被っているという喪失感情を上回るように、新しい働き方のなかに利益や彼ら自身の居場所を見出せるよう援助することが重要な要素となる（Price 2008; Scott et al. 2003）。

　何の理由もなく何かをしたがる人はほとんどいない。また、人は、その必要性やそれがどのように物事を改善するか、なぜ改善する必要があるのかに確信が持てないならば、変更を受け入れることはないだろう（Grol and Grimashaw 2003）。問題点を明確にする根拠がない場合は特にそうである。新しい方法が現行のものより優れているという研究に基づく根拠があるかもしれない。しかし、現行のやり方では問題があるという根拠がない限り、なぜ労して変更しなければならないかを人びとに理解させることは難しいだろう。

　提案した変更を人が受け入れ、そのなかに自分の役割を見つけるように仕向けるには、変更の提案理由を説明するだけでなく、他人の意見にも耳を傾ける必要がある（Ludwick and Doucette 2009; Stoller et al. 2010）。自分の考えが議論されたり反対されたりするのは気が重いものだ。しかし、すべ

ての反対意見が悪いものでもない。その考えが見た目も聞こえも心地よいものだとしても、その変更に反対の声を挙げる人たちは、実は機能しなかったり何か危険が起こることを止めてくれている可能性がある。さらに気軽に考えれば、あなたの計画のあらゆる側面についてじっくり考える機会を与えてくれているのだろう。もしかしたら、あなたは重要な事項や、参加してくれると役に立つ人や、関与させる必要のある人を見逃しているのかもしれない（de Jager 2001; Piderit 2000; Wright 2010）。看護師の看護ステーションでの申し送りではなく、ベッドサイドでの申し送りを提唱しているとすると、医療担当者を巻き込むことまでを考えていただろうか。同僚の議論から、医療担当者は看護師たちが病棟で休憩していると考え、自分たちの手伝いができると思ってしまうかもしれない。医療担当者を巻き込み、彼らに情報提供をすることは、中断を最小化し、あなたのプロジェクト（計画）を助けることになるだろう。また、こういった意見に耳を傾けることで、医療担当者が自分は特定の専門医とは気心の知れた仲だと考えていることがわかる可能性がある。もし、彼らをあなたの考えをコンサルタントに伝える一員とするなら、「医療担当者を動かすことができる人物」として彼らに参加してもらうことができる。いつもこのようにうまくいくとは限らない。他の人たちの考えていることに耳を貸すことや、解決策を見出し、効果をもたらすような援助を求めることは、後々問題が発生することを回避し、新しい仕組みのなかで彼らに役割や目的を与えることになるはずだ。

　他者の意見をきちんと聞くことが重要であるもう1つの理由は、その人たちが一見反対している事柄は、必ずしも実際に反対しているものではないことである。もし、あなたが看護ステーションからベッドサイドでの申し送りへの変更を提案しているとしたら、指摘される心配事は、そういった人たちが、患者が何かを必要としている時に、看護師が集まってただ話をしている（引き継ぎをしている）のを見て迷惑がるということかもしれない。実際、患者が苦情を言うという懸念よりは、実は病棟の仕事量や、この種の申し送りにより長い時間がかかってしまうということへの心配の方が大きいとわかるだろう。この心配は妥当ではあるが、それが何である

かを見極めることは、障害を克服するために正しい行動を計画するのに有益なはずである。

　すでに確立されている実践や日常業務は、変更への大きな障害となりうる（Grol and Grimashaw 2003）。皆が新しいやり方で物事を進める方法を覚えるのと同様に、人が実践の変更を受け入れるか否かは、物事が変わろうとする時に必要とされる技術に対する自信に大きく影響される（Grol and Grimashaw 2003）。新しい技術を学び、新しい知識を獲得するには非常に時間がかかる。特に、現在ほとんど機械的に行われていることを入れ替える際にはそうである。必要とされる技術を学んだばかりの新参の担当者にとっては、改めてそれらの1つを再学習することは気が重いだろう。もし皆が新しい技術を学んだり再学習したりする十分な時間が確保されないなら、その新しい方法がどんなによいものであっても、目の前の仕事を片づけるために、あるいは新しい方法に十分な自信が持てないために、以前のやり方に戻ってしまうことになるだろう（Grol and Grimashaw 2003）。誰でも愚かに見られたくはないし、以前の方法に自信がある時に新しいことをすることは、このようなリスクを生むのである。人びとが、新しい技術を学ぶなら、変更が起る前に確保されるべき資源が必要である。詳細な計画が必要である理由は、新しい仕事の仕方について全員を納得させるという面倒を避けるためである。そうでないと、どうするかを学ぶための時間や資源が与えられていないことがわかるだけである。

　新しい実践上の成果は、通常ははっきりしない。何がしかの効果があるだろうと研究ではいえるかもしれない。しかし一緒に働く人たちのなかで、実際にその成果を見た人はいないだろう。変更が理論的には良いものであったとしても、長年機能してきた、あるいは明らかに機能した既存の実践はたいてい安全だと思える。もし問題が起こった場合、責任についての心配や新しい仕事の方法に苦情が出るかもしれないという心配がある（Grol and Grimashaw 2003）。これを公けにすることの意味の1つは、提案された変更が物事をいかに改善するかという十分な情報を提供することである。また、その変更は試験的なものであり、明らかになる結果によっては差し戻しも修正もできることを確認することにもなる。試用後に、本当に実行

11　チームでの実践を変更する

するかどうかを、どのように決定するのか明言しないまま、それが試験的なものだと言うのは、明確な評価日や評価範囲を持っているほどには、人を引きつけはしない。つまり、試みるということは、「試験的な使用として始めるが、いつの間にか続けていく」という疑いをともなうものである。

　もし、うまくいかないとわかった時、あるいは不満が出た時にどうなるのかという気がかりを緩和するには、変更上のリーダーシップはどこにあり、実践で起こってくる事柄の説明責任が誰にあるのか、そして誰がそれを保証するのかを明確にしておくと有益であろう（Grol and Grimashaw 2003）。これは、個人は変更された実践を弁護したり、自分たちの頭上に降ってくる問題の結末をそれほど気にかけなくてもよいという意味であろう。

　時には、人びとはあなたの計画に賛同するように見えても、あなたを支持しないことがある。というのもこのような人は、物事をじっくり考えなおして、気持ちを変えていることがある。あるいはその時点では、誰かによって自分たちの考え方を確信させられてしまったかもしれない。最初にあなたが自分の考えを披露した後で、議論のための追加の機会を設けることが重要である理由の1つである。人はあなたに決して賛成しないかもしれないが、それを口にすることができなかったり、気が進まなかった可能性もある。またあるいは反対の後に沈黙や賛同が続くのは、プロジェクトが進むのを阻止する戦略の場合もある。一見あなたに賛成し、情報や資源を共有する人もいるだろう。しかし実際には、重要な情報を留めていたり、選択的に情報を流していたりする。なぜ変更に反対するのか本当の理由を確認することが必要であるのと同じように、あなたを支持する人たちについても、少しばかりの注意が必要である。あまりに疑り深い態度で、変更の管理を行うのは必ずしもよい考えとはいえない。また、すべてのことを表面だけで評価しないことも重要である。面と向かって抵抗したり、あなたの考えを揶揄したりする人は問題外である。少なくとも何と言われているか、誰が言っているのかを知り、どのように対処するかを考えることはできる。隠れた反対は最も取扱いが難しいものである。

　変更への障壁や促進は、たとえば、あなたが提案した変更それ自体とは

まったく関係ないかもしれない。むしろ個人や集団が、同時に直面している他の変更や試みに関係がある可能性がある（Grol and Grimashaw 2003）。あなたの考えは優れているかもしれないが、その前にあまりに多くの変更が起こっていると、人びとはこれらの変更を吸収し、確実に実践していくのに時間が必要だろう。しかし同様に、変更が成功したばかりの時は、その波にうまく乗るのがよいだろう。もしそれがあなたのプロジェクトに関連している場合には特にそうである。他方、最近大きな変更が発生して人びとを動揺させているなら、新しい考えに飛びつく前に、それがどんなにひどかったのかを皆が忘れるまで待ちたくなるだろう（Golden 2006）。変更を促進したり変更を損なう力の査定には、新しい考えに対する職場の雰囲気をはかることも入る。

　患者の視点や期待もまた、変更の推進力や抑止力になる（Grol and Grimashaw 2003）。新しい様式の世話が最も効果的だという根拠があったとしても、患者がこれに反対している時、患者の意見は、提案した変更への重要なそしてたぶん有力な障壁をつくる傾向がある。しばしば、患者の視点は、担当者の考えに大きな影響力を及ぼす。たとえば、その時点の最良のエビデンスでは経過観察が提唱されている時でさえ、患者は治療行為と処方を期待するかもしれない。これは担当者に対して、何かを施さなければならない義務感や（Grol and Grimashaw 2003）、何もしないよりも何かをする方が責任が軽くなるという気分にさせてしまう。第9章で議論したように、患者の視点や望みはエビデンスに基づく決定を行う際の重要な要素であり、特に、実践での変更によって患者が最も大きな影響を受ける時には、その管理運用にこれらのことも考慮に入れる必要がある。

重要な役割を果たす人びと

　あなたが提唱している変更に対して、やる気がある人や、納得している個人や集団が、あなたのそばにいることは常に大切なことである（Golden 2006; Saull-McCaig et al. 2006）。これは、あまり熱心でない人と一緒に働く時や、実践の変更管理をする際に実用的な事柄を援助するためには役に立

つ。この目的のためにあなたを助けてくれる鍵となる助手や変更を橋渡ししてくれる人びと、擁護者やリーダーを確定しておくことは役に立つ。しかし、あなたが提案した変更を圧倒的多数の人びとが採用しなければ、支援者集団がいても成功しないだろう（Scott et al. 2003）。十分な人数が参加できているか、変化への抵抗をどのように克服するかを考えることが、「重要人物の分析」を実行することになる。これによって、あなたは誰がコミットしているか（全力を投じているか）を特定し、個々人に対してどのような役割を果たすべきか求めることができる。さらに、また誰が計画に反対しているか、変更計画の実行力は、それを継続できるかどうかといったことを見極めることができる（Golden 2006）。

　重要人物の分析には、変更に最も影響を及ぼす人、関与する人びとは誰か、そして彼らが支援者なのか抵抗勢力なのかを特定することが含まれている。おそらく最も重要なのは、誰の意見が最も信頼できるのかを見極めることである（Richens, Rycroft-Malone and Oorrell 2004; Saull-McCag et al. 2006）。重要人物は最も影響を受ける人たちかもしれない。しかし同時に、変更と関係があるとはまったく思えない人たちかもしれないし、尊敬されていたり、自分の意見を述べ他者を納得させられる人たちかもしれない。あなたが、医療とは何の関係もないことを提案していても、その意見に対して、もし高い評価を受けているコンサルタントがあなたの提案を嘲笑し、真面目に取り上げないよう他の人に説くとしたら、彼らが重要人物である。同じように、実践での変更は、誰もがその意見に耳を傾けるような非常に影響力のある１人か２人の若手が反対するかもしれないし、また逆にあえて反対しないかもしれない。その場合も彼らは重要人物である。その意見が信頼されている人は重要人物であり、理想をいえば自分の側にいてほしいものである。

　もしそのオピニオン・リーダーたちがあなたを支援してくれるなら、物事はうまくいく。もしそうでないなら、ともかく彼らをあなたの側に来させることを優先するとよい。これには、彼らが本当は何に反対しているのか、意見を求め、その考えの一部を取り込むことも含まれる。変更の一部を支持しているのであれば、あるいはその部分が彼らの考えから影響を受

けそうなら、その部分で彼らが積極的に牽引役を果たすよう勧めることも有益である。オピニオン・リーダー全員を参加させることが不可能な場合、そのことの影響力や、彼らが最も影響力を及ぼしているのは誰か、他の人びとがあなたに賛同し関与してくれるには、状況にどのように対処していればよいかを注意深く考える必要がある。

　理想的には、変更において主要な役割を果たす人たちが、提案されている変更の幅広い視点を理解し、変更の過程で異なる利害関係者と対話できるようでなければならない（Golden 2006）。良い変更の推進者の特徴のリストには次のようなものが含まれる。批判的に考察できること、動機づけができること、擁護者そして先導者であること、支援能力があること、信念を喚起し、変更と上手に折り合えることである（Stanley 2004）。あなた自身はこれらの特徴をすべて併せ持ったり、これらすべてを持つような助手とだけ一緒に仕事ができるほど幸運でないかもしれない。しかし、これらすべての技術や属性を持つ人に、その技術や強みを適切に生かすように励ますことは有益なことである。主要な役割を果たすことができる多様な人びとをたくさん抱えておくことは、あなたのプロジェクトへの支援（サポート）を増すことにつながる。たとえば、ある人は介護者と話をすることができるかもしれないし、あるものは医師と、またあるものは理学療法士と、といった具合である。提示された変更に関して技術や自信を持っている人たちをチームに加えていることは助けとなるだろう（Saull-McCag et al. 2006）。実際に変更がわかると、どのように機能するかを実践において例示することができる。そして、実行可能な例を提示することで周囲の人を説得できる。同様に、そのような人物をチームに引き入れることは、そういった人たちに新しい技術をまず教え、他の人たちにそれをまた教える役割を与えることになる。個人に主要な役割を振り分ける決定を下すには様々な理由があるだろう。それは必ずしも、最初から熱心であったからとか、彼らの能力がスタンリーのパラダイム（Stanley 2004）に当てはまるからというわけではないだろう。

　変更がトップダウン方式（管理職によって導入され指揮され、最前線の担当者が動く）で行われるべきか、ボトムアップ方式（前線の担当者によ

って導入される）であるべきかという議論がある。モランとブライトマン（Moran and Brightman 1998）は、これら2つの手法は「2つのうちどちらか」でなければならないようによく言われるが、変更を成功させるためには通常2つを混合したやり方が求められると述べている。前線の担当者と表現される人たちを引き入れることは不可欠である。というのも、それが何であれ変更を必要とすることすべてを実際に実行するのは通常彼らだからである。だから、「しなければ」ならない人は、それを習得するか、それが重要だとわかっているべきなのである。よくボトムアップ方式の方が好ましいと言われることが多いが（Pearcey and Draper 1996; Pryjmachuk 1996）、管理側からの支援が重要な場合の実践の変更では、トップダウンの要素も必要とされるのが普通である（Allan 2007; Bacall 2000）。双方を同じレベルで同時に十分議論する必要があり、それによって双方で分担と支援を確立する必要がある。しかし、変更が各々の行動計画に沿うことを納得する時、あなたの元々の計画の本質から逸れないよう注意しなければならない。相容れない2つの達成目標に、不用意に納得したり、雷同したりしていないことを確認しておく必要がある。さもなければ、関係者が会合した時に協調ではなく争いが起き、あなたは自分の意志に反した計画を2つも抱えるという問題に巻き込まれていくことになるだろう。

変更への準備

　ゴールデン（Golden 2006）は、新しい実践をしようとする前に、人が変更への準備がどれくらいできているかを査定することの重要性を論じている。集団の実践を変更する上での困難の1つは、人はそれぞれ違った準備段階にあることである。あなたが変更をいつ始めるかを決定する際には、どの段階にどれくらいの人がいるのか、彼らの意見の重要性や原動力は何か、そして変更を進めることが可能か否かについて考慮する。プロチャスカとディクレメンテ（Prochaska and DiClemente 1992）は行動変容の段階を、事前検討、熟考、変更するための意思決定、新しい実践の維持と表している。2人の研究（1992）は、組織の実践ではなく、個人行動の変更に基づ

いている。彼らの考え方は、新しい実践に対して同僚がどれくらいの心構えにあるのかを考察する有用なパラダイムである可能性がある。

　事前の検討は、変更を熟考する、あるいはまだ進んで熟考しようともしていない段階である。この段階では人は変更の必要性も感じていないし、変更への提案も意識していないし、それが起こるのも望んでいない。人がこれ以上の段階に進むには、実践の変更が少なくとも考えるに値することを、彼らが確信する必要がある。これは変更の根拠を教えることで起こる。しかし、情報そのものと同様に、受け取る情報量とその時機が、人が実践の変更を支持するかどうかに重要な影響を与えるのである。何かを興味深いものであると思わせるように、情報量のバランスを取らなければならない。いつ、どのように情報を強化し、積み重ねるかもまた重要である。情報が常に入っていくようにしなければならないが、機会があるごとに自分の計画について長々と話をするようなことは避けなければならない。皆が忙しくしている時はなおさらである。また、経験的・合理的アプローチのみを用いることには限界があることを覚えておくこと、提示された変更に対する反応に人の優先度や価値観が影響することを考えることも必要である。人びとに変更を熟考するように仕向けるには、なぜ彼らが変更を必要と見なさないのか、少なくともどうしたらその必要性を考えるようになるのか、耳を傾け理解しようと努めることが必要である。

　プロチャスカとディクレメンテ（Prochaska and DiClemente 1992）による変更の次の段階は、熟考である。これは個人が変更という考えを即座に否定することから変更について考え、その賛否を比較検討する段階である。まだ何も変更すると決めていない。しかし、可能性はある。これは、彼らが迷っている時でもあり、なぜ自分たちが変わるのか、変更がもたらす利益や、どれくらいの労力を必要とするかというより詳細な事柄、習得しなければならない技術、そして変更が自分たちにとって何を意味するのかをさらに聞いたり理解したりする必要がある時もある。また、影響力のある他人を参加させることが特に役立つ時でもある。実際に、物事が個人にとって、あるいはある特定の集団にとって、どのように機能するかという情報や展望を提供することができるかもしれない。新しい手順や型、やり方

というものはしばしば、実際よりもより難しく思われる傾向にある。それが実行されていることを見ることで確認でき、熟考からその考えを支持するように人を動かすことにもなる。

人が意思決定の際に、実際何に重きを置いているかを知ることもまた有意義である。変更が生み出す利益の価値について考えているのか、実践での変更が彼らにとって何を意味するのかなどである。「競合的関与」は、変更にとって重要な障壁であると見なされている。変更に反対する人が何を心配しているのかを見出すことは、実践的、情緒的、あるいは価値観を重視しているとしても、彼らが新しい働き方に適応できるかどうか、それにはどのようにすればよいかについて知ることはきわめて重要である(Kegan and Lahey 2001)。もし、あなたが提案したのが 12 時間シフトへの変更なら、このこと自体についてじっくりと考える人もいるだろう。また、人が 12 時間シフトの賛否を考えているかどうかや、12 時間シフトで子育てとの調整がうまくできるか思案しているかどうかを明らかにする。子育てと折り合いがつくように固定勤務にするかどうかを議論することが、12 時間シフトから患者や組織が得ることのできる利益について議論するよりも実りがあるかもしれない。

プロチャスカとディクレメンテが示したサイクルの次の段階は、変更の準備か変更の決断である。この段階では、関係する者が、変更が良い考えであり、自分の利益になると決定する。そこであなたの任務は彼らをそこに留めることになる。大勢の人が変更へ向かう準備ができている時でも、おそらくその心づもりがそれぞれ異なる段階にある。ともすれば、もっと他の多くの人をこの段階に上がらせる努力をしながら、彼らのやる気が維持されるように仕向ける必要がある。そうするためには、様々な情報が絶え間なく流れるようにしなければならない。計画を提供し、他の人たちを説得する作業や、後の段階で必要になることでも、あらかじめできることを整える作業に人びとを巻き込むのである。変更の準備ができている人がまだ少ない時は、その勢いを維持するには努力を要する。しかし、彼らの意欲が失われないように考慮する価値はある。

実践の変更

　十分な数の人が変更の決定の段階にいると確信できたら、次は行動の第4段階である。つまり、変更が実行に移される段階である。ある意味、これについては多く語る必要はない。というのも、この段階は計画してきたことを実践するだけだからである。しかし、それが何であれ実行するのと同時に、あなたの支援者に常に自分の側で実践に携わってもらい、さらに支援を取り付け、反対派を減らす必要がある（Golden 2006）。準備の整った多数の勢力がいるにもかかわらず、前段階に立ち止まっている同僚も少なからずいる。変更を前進させる一方で、どのようにそれらの人たちと一緒にやっていくかは、均衡をとるのが非常に難しい作業になる。

　この時点で人びとは、物事が比較的うまくいっていると感じる必要がある。さらに重要なことは、もし問題が起こったとしても、対応がなされ、心配事には耳が傾けられ、そのための行動が起こされていること、そして起こっていることについて全員に情報提供がなされ、進捗状況が報告されている、と人びとが感じることが必要なのである（Bacall 2000; Reed and Turner 2005）。物事は計画通りにいかないかもしれない。また計画を後方支援したり、問題を回避することがあるかもしれない。もし都合よくいっていないと思われたら、何もかもが失敗だと考えたり、あきらめる前に（安全を確保するために必要でない限り）、何が間違っているのか、また計画したものとどう違っているのかを見極めるために立ち止まるのもよい。

　あなたの究極の目的を思い出し、この後退で本線から外れていくのかどうか、対応できるような単なる遅延や回り道なのか、そして最終的には同じ場所に戻ることができるのか決定することが重要である。

　プロチャスカとディクレメントの変更についての5つ目、そして最終の段階は、変更を維持するという段階である。もし変更が維持されないなら（もちろんなぜ取り下げなければならないのかというもっともな理由がないなら）、変更を実行に移すために費やされるべき労力は、あなたが何か他のことですでに費やしたかもしれない時間である。最後ではあ

るが、これは最も困難な段階である。変更に影響を与えるのが難しい時でも、あなたと支持者たちの集中力と努力は計画に注がれている。時が経つにつれ、他の優先事項が現れ、大事なことから安易に注意がそれてしまう (Balasubramanian et al. 2010)。その変更が新しい基準になり、ルウィン (Lewin 1951) のいう「再凍結」が皆に完全に起こるまで、絶対に変更を受け入れようとしない人は、かつてのやり方に簡単に戻そうと、あなたの支援者を説得するはずである。そして失望という邪魔が絶え間なく入ることで、計画の成功がはっきりしたあとでも、最終的には失敗するかもしれない。だからこそ、計画の段階で新しい働き方をどのように維持することができるかを考えておくことが大切である。これには変更を持続させるための設備や必需品の供給が常に可能であるか、成功が確実に公表されることも含まれている (Golden 2006)。多くの変更はまた、実践開発の先駆けとなる。次の目標設定をし、熱心な支持者を確保し、変更がここに起こっているという明確なメッセージを発することが有益である。

管理者に実践の変更の許可を得る

どのような変更においても、管理側からの支援は重要である (Bacall 2000)。通常、管理職は少なくとも自分の部署で起こっている変更に気づくのが当然である。多くの場合、単なる許可だけではなく、管理職からの支援を間違いなく必要とするだろう。提案している変更には、資金、時間、あるいは設備についての資源が必要であり、それには管理職の承認が必要である。予想される不満や新しい実践に移行するにともなって起こり得る法的な意味のような、変更の悪影響に関して、同僚が抱いている不安を軽減するためには管理側の支援が必要である。また管理職は、他にどのような変更が計画されているのか、それが現在進行しているプロジェクトにどのような影響を及ぼすのかを知りたいと思うだろう。彼らはあなたの立場を支援するために、あなたより上級の管理者や他の専門分野の人を配置し、あなたが成功を公表できるよう手助けし、励ますかもしれない。変更を先導している時に、もし成り行きが困難になってきた時は支援を提供してく

れる人がいることは有益である。あなたの上司が必ずしもこれに適任とは限らないが、彼らを巻き込むことは別の支援を得る道を開くことになる。

　管理側の支援を得ることで、自分の考えを公式な立場で支援しなければならない人は誰でも、変更の準備が整っている段階にいるかどうかを見極めることが可能になる。もし、あなたの上司がプロジェクトを進めることに熱心ならそれに越したことはない。しかし、その重要性を確信させる必要がある。管理職への説得の仕方は、同僚を説得するのとは異なるかもしれない。というのも、彼らに最も関わる事柄が違っているからである。あなたの提案は患者の看護を向上させることになり、それだけで十分だと感じているかもしれない。それはよいことである。しかし、患者の看護を向上させるためには他にも様々な方法がある。予算担当者や管理職は、資源に対して多様な要求を受ける。直接費用であっても、要する時間や担当者からの不満というリスクであっても、あらゆる支出が正の効果を生み出すことによって均衡が取れている状態でなければならないということを彼らは知っておく必要がある。短期的・長期的利益の想定範囲を明らかにしておくことは有益である。たとえば、患者に関する成果としては、患者満足度、安全性や効率の向上、資源の節約的利用、担当者の長期的満足度の向上、発案のきっかけとなった担当者の在職率の向上などである。通常、組織を動かすためには多くの力があり、達成すべき多数の目標がある。もし、あなたのプロジェクトがこれらに貢献し、採用されるか、少なくともこれらが損われないなら、プロジェクト自体の評価よりさらに評価が上がるだろう。

　あなたの上司と議論する際には、提案中の変更をどのようにまとめていくつもりなのか、可能な限りきわめて明確かつ柔軟な計画(プラン)を用意するのがよい。時間や資源が考えられているなら、管理職はそれがよく練られた計画(プラン)であるかどうかや、投資に値するかどうかを知りたいはずである。また変更に関わることを求められている担当者が、あなたを支援するかどうかを考えておくことも有益である。なぜなら、人を参加させるのに必要とされる資源や時間、労力は、考慮すべき重要事項だからだ。同僚たちが変更に対してどれだけ「準備」できているかは、求めている財政支援や他の

支援が必要とされる際に大きく影響を与える。

　あなたは上司がプロジェクトに非常に強く関与したがっていると感じるかもしれない。そうした思いがあると、彼らを歓迎したくなる。確かに管理職の参入は役に立つかもしれない。しかし、あなたが現場の同僚たちに従事し続けてもらうという視点からすると、そのプロジェクトは明確に現場のものであり、管理計画の一部とは見なされてはいないということが重要である。正しい譲歩を行い、他者を阻害することなくどのレベルの担当者も適切に関与できるように、そして焦点を見失わないようにしながら、成功へと導く支援のもと、巧みにしかし慎重に歩みを進めなければならない。あなただけがその決断ができるのだが、それは容易なことではないだろう。

多職種間の実践を変更する

　保健医療の領域ではほとんど必ずと言っていいほど、様々な専門分野が密接に協働する状況が生まれる。しばしば1つの集団の専門職から強いられた変更が、他の1つかそれ以上の専門職に大きな影響を与え、関与や是認、協力を求められることがある。ある変更が起こるためには、2つ以上の専門職が自分たちの実践を変更することに同意しなければならない。他には、ある1つの専門職がまず影響されるが、別の専門職の利用を変更するので、他の専門職は間接的な影響に留まることもある。ある特定の専門職には直接の影響がないとしても、チームのすべての構成員があなたの同僚たちが何をしているかを知り、考えを共有することは有益である。ある状況では、個人や集団が自分たちも関与したり情報提供を受けたりすべきだと感じ、そうすることですべてが円満に行く場合を除き、2つ以上の職種が関わる理由がない場合もあるだろう。

　実践の変更に多くの専門職集団を関与させる必要がある時に、変更の過程を計画する際に、どのようにしてなぜそれぞれの集団が参加しなければならないかを明確にしておくのは有益である。幅広い分野に相談し関与を求めるのは有益だが、実際に誰がどのレベルまで、そしてどの目的のた

めに関与することが必要かを明確にしておく必要がある（Scott et al. 2003）。これには、決定に影響を与えるには誰の意見を聞くべきか、実践での変更を単に伝えるだけでよいのは誰か、すべての集団が等しく変更の計画と実行に参加すべきか、それとも1つか2つの集団が主導権を握るべきかなどが含まれるだろう（Scott et al. 2003）。誰がその実践の変更において最大の影響を与えるか、誰が主体となるのかが関わっている。もし、あなたが新しい点滴の投与方法を導入しようとしているとすると、医療担当者が関与する必要があるかどうか決めなければならない。なぜならば、彼らもまたその薬品を投与するからであり、また処方するためにその薬品がどのように投与されるのか興味を持っているからである。またあなたが、彼らは貢献できるような有益な知識を持っていると思っていたり、かかりつけ医が自分たちも知っておく必要があると考えているからである。これらの答えは、医療担当者はどのように関与すべきか、それをあなたがどのように管理していくか、つまり彼らの視点のどれを重視するか、そして医療担当者の誰を実際に関与させるかといったことに影響を与える傾向がある。

　多職種集団が関わる変更を扱う際には、変更に対しての看護師、理学療法士、医療担当者、栄養士、職業訓練士や他の人たちの準備度を判断する必要に迫られることがある。そして彼らのうち個人だけでなく、これらすべての集団の関心や熱意を考慮に入れた変更を計画する必要がある（Saull-McCaig et al. 2006）。専門職集団内の個人が変更への準備段階にあるかどうかを決定することに加え、専門職が全体として変更する準備ができているかどうかも重要である。たとえば、変更に影響するあるいは影響されるような専門的道徳的規範に関する問題があるかどうかや、特定の専門職が他の重要な変更を取り入れたばかりかどうか、それぞれの専門に対して何か追加の圧力が現在かけられているかなどである。理学療法士は個人であれ集団であれ、原則として職業訓練士チームが提案した変更を支持する一方、彼ら自身にも専門に特有な他の目標達成が課され、時間や労力の大半をつぎ込む必要があるかもしれない。

　多職種の文脈のなかで働くことは、専門を超えて変更の行為者やオピニオン・リーダーを見つけ利用することを意味するかもしれない。異なる専

11　チームでの実践を変更する

門職のなかであなたを支援し一緒に働いてくれる人や、彼らの集団内で責任を持ってくれるような人を見つけることは、それぞれ専門を超えて主導力を確保するのみならず、物事をより掌握しやすくすることができる（Saull-McCaig et al. 2006）。こういった人たちは、その専門内の担当者間の関係と、誰の意見が当てにできるのかを知っている。また彼らは、同僚から理解があり共感的であると見なされていることが多い。しかしまた、専門を超えた個人間の関係をも考慮に入れる必要がある。医療コンサルタントに最も影響力のある人物は、病棟責任者や他の職員ではなく介護職であったりするかもしれない。日々の病棟内の実用的な事柄や、何がうまくいきそうかそうでないかについてよく情報を持っていると考えられるからである。作業療法士の管理職者を巻き込むということは自動的に、呼吸療法士があなたの考えを拒否することを意味するかもしれない。多職種間の変更を管理していくことは容易なことではない。専門職内外で誰が誰に影響を与えるかを判断する努力を行うだけでなく、自分の目的が何であるかという明確な見解を維持することで、誰を参加させ、どのように人びとを巻き込み、自分の目標を見失わずに様々な専門職からどのような提案を取りつけ吸収するか、といったことに焦点を合わせた決定ができるのである。

まとめ

　チーム実践を変更することは、あなた自身の実践を変更するよりもさらに複雑になる傾向がある。しかし、基本的な過程は同じである。それはまさしく次のような事柄を決定することである。何を変更したいか、どのように進めていくつもりか、あなたの計画を助けるあるいは逆に妨げるかもしれないことは何か、変更に対して人がどの程度準備できているか、誰が重要人物か、提案された変更に関して彼らはどの立場にいるか、どのように多職種の専門職を巻き込むか、管理職はどのように関与するか、新しい実践をどのように維持していくか、である。
　最後に、それらすべてをやり終えたら、実践の変更が実際に起こり、効果を上げているかいないかを評価し決定することが必要である。

12 新たな実践を評価する

　本章では、研究を実践に用いる際の最終段階で考慮しなければならないこと、すなわち研究結果から生成された変更の評価に関して議論する。

　研究結果に基づく新たな実践の評価は、評価に先行するすべての段階と同様に重要である。なぜなら、新たな方法が機能するかどうか、そして、何らかの改善が生じるかどうかを、あなたは把握する必要があるからである（Cork 2005）。たとえ、機能するかしないかがはっきりしていると思えることがあっても、そのエビデンス（証拠）を得ておくことは、批判に対処したり、継続的なサポートを探索したり、機能しないものを中止する際の承認を得たりする場合に有用である。また、エビデンスを得ておけば、元の状態よりもよくなった部分を強調することができるし、すべてが悲惨で宿命と思われていたことについても、思ったよりも悪くないことがわかって、あなたは驚くだろう（Pryjmachuk 1996; Skinner 2004）。

　評価とは、変更のプロセスの延長線上にあるべきである（Skinner 2004）。変更を効果的に実践するためには、あなたは何を変えたいのかを確実に把握しておく必要があるし、新たな実践を評価するためには、何が起こると予測していたか、そして、それが起こったかどうかをどのようにして知るかを、自分で確実に把握しておく必要がある。

何を評価すべきか

　新たな実践の評価では、変更によって生じたことの全体像を示すべきで

ある。第1に、評価とは、起きると考えていたことが起きているか、あるいは起きると予測されたものが本当に起きたかどうかを示すものである。たとえば、多領域間での文書記入様式を導入しようとする場合に、それを使用することを皆が求めるかもしれないが、実際に彼らが使用するかどうかを調べない限り、実践に変更がもたらされるかどうかはわからない。そして、人びとが新しい文書記入様式通りに記入しているかどうかがわからないのであれば、肯定的な結果が生じたかどうかを明らかにすることもできない。

第2に、評価とは、実践における変更が肯定的な効果をもたらすかどうかを示すように計画されるべきである。たとえば、多領域間での文書記入様式通りに皆が記入しているかどうかを把握するだけでなく、患者への看護や効率性や多領域間の意思疎通（コミュニケーション）が改善されるかどうかを把握することも重要である。もしも、文書記入様式の導入によって、大混乱が生じ、患者看護に集中できなくなるのであれば、皆が勤勉にその作業に応じたとしても、物事は改善しないし、悪くなることさえあるだろう。

最後に、評価が本当に有用なものであるには、評価は、なぜ変更が起こったか／起こらなかったか、うまくいったか／いかなかったかを、確かめられるものでなければならない（Blamey and MacKenzie 2007）。導入することに担当者が賛同したにもかかわらず、多領域間で文書記入様式通りに記入されていないことを見つけてしまうこともあるかもしれない。次の段階をどうするか決めるためには、なぜ記入しなかったかを把握する必要がある。その理由は、発想としては良かったが実用的ではなかった、とか、あるいは中断させてしまうほどの、特別の代替できるような何かがあったのかもしれない。同様に、新しい文書が活用されていても、混乱を生じさせているのであれば、なぜそうなのかを把握する必要がある。それを把握することによって、文書に修正を加えて再度試行するか、それとも、すべてをとりやめるかの決定ができるだろう。

評価の順序も重要である。最初に把握しなければならないことは、何が生じたかあるいは生じなかったかである。文書記入様式に関する新たなア

プローチが、多領域間のコミュニケーションを改善すると予測し、否定的な効果が明らかになった場合には、新しい文書記入様式がその原因と想定され、当初の予測は覆されるだろう。そして後で、あなたは実践に変更がまったく起きなかったことや、効果のなかったことに関する評価を自分でしていたことを知るだろう。

いつ評価を行うのか

実践における変更が何段階かに分かれて生じるのであれば、すべての段階で、何らかの形式によって評価するよう努めるべきである。プロジェクト（計画）における第1段階が生じたかどうか確信を持てないなら、特に第2段階目が第1段階の完遂に左右されるような場合には、第2段階に移行することは意味がない。こうした評価は、おおむね単純である。新しい文書記入様式導入のためのプロジェクトの最初の段階では、影響を受けるすべての人に対し、1ヶ月かけて、提案しようとしている文書作業について説明したり、プロジェクトへのフィードバックを得たりすることになるだろう。フィードバックや試行結果にしたがって、文書記入様式を微調整する第2段階に移行する前に、職員の大半がこの考えについて聞いていたかどうか、意見を述べる機会があったかどうかを評価することは有用である。この段階の評価とは、不平を言った全職員の一覧ということになるだろう。これにより、あなたが事前調査を始めようとする時に、新たな文書記入様式の存在を知っている人や、試作や事前調査を公開する時に、そのツールが原則的に良いかどうかといった見解を与えてくれる人があまりいないといった問題は減るはずである。説明会を開催しても、全員の参加を得ることが難しいようなら、その原因を確認することは有用である。ただし、参加者が少ない場合は、関心の低さ、あるいは、職員のレベルの低さを示すものであり、それらは、あなたが新たな実践を実施しようとする際の障害になりうる。

新たな実践の実施の最終段階では、最も包括的な評価が必要とされることが多い。なぜなら、これが、実践に変更を取り入れた全体像であり、導

入した変更が機能するかどうかを知りたいからである。評価では、新たな方法に関して知りたいことに確実に焦点を当てるべきである。もしも、多領域間での文書記入様式を導入したのであれば、それが活用されたかどうかを評価したいはずである。ただし、「活用される」という意味を明らかにしておくことも必要である。つまり、それは全体で用いられたのか、意図されたように用いられたのか、そして関係するすべての専門職が同じようにきちんと使ったのかを評価すべきである。それらはすべて、新たな文書記入様式が活用されたかどうかということに関連している。「なぜ」ということに目を向けることも有用である。たとえば、なぜ、それは計画通りに使われなかったのか、あるいは、なぜ特定の専門職が他の職種と際立って異なる使い方をしていたのか。新たな文書記入様式が実践に肯定的な影響をもたらしたかどうかも重要である。これにより看護が改善されたかどうかを把握することが理想的であるが、すべての変数を考慮した複雑な評価を行わない限り、それを測ることは不可能であろう。それでも、多様な学術分野の職員に、新しい文書記入様式の手法についてどのように感じているかを尋ねることで、肯定的な影響があるかどうかについて、概観をつかむことはできるであろう。

評価のためのアプローチ

　新たな実践に関する正しい評価方法は、何を評価するのかによって決まる。第2章で述べたように、研究の過程と評価には多くの類似点が存在する。また、研究において生じる課題に関する情報を得る方法として、質的手法、量的手法、あるいはそれらの組み合わせのどの方法を用いるかを決める際の重要な点は、新たな実践をどのように評価するのかを決定する際にも応用できる（Skinner 2004）。この決定をするために、評価している目的や目標、これらの性質を確認し、評価するためにはどのような情報が必要であるのかを決めなければならない。もしも、量的尺度を使って分析することがふさわしい目的の場合には、その目的を達成できるような情報収集の方法を評価に用いるべきである。もしも、必要となる情報が、個人的

な経験や見解、態度や価値観などの場合には、質的なアプローチが必要になってくるだろう（Reid et al. 2007）。

　病院職員の何人が、新たな文書記入様式に関する会議に参加したかを評価したい場合には、量的な数値を用いることになる。そして、説明会への参加者が少なく、それがなぜかを明らかにしたい場合には、参加しなかった人びとと話をすることが望まれるだろう。この場合は、質的手法を用いることが最適であり、特に、出席しなかった理由を、単に「とても忙しかった」とするのではなく、本当の理由を理解しようとする場合には、質的手法によってそれを明らかにすることができる（たとえば、彼らは本当に忙しかったために参加しなかったのかもしれないが、質的手法では、なぜ予定しているプロジェクトの優先度が低かったのかを明らかにできる）。このため、単純な評価を行う場合でさえ、情報収集のためには2つの方法が必要になる。もしも、いくつかの要点に関して評価するような行動計画（アクションプラン）がある場合には、それらの組み合わせが必要になる。ただし、基本的に情報の探索方法は、必要な情報の類型によって決定されるべきである。

評価方法

　評価には正しい方法や誤った方法というものは存在しない。なぜなら、評価とは評価する内容によって決まるからである。評価には、質問紙、観察、文献分析、面接（個人またはグループ）、事前・事後テスト等を用いてもよい。どのようなツールを使用するとしても、把握したいものを確実に査定、測定、そして調査できるよう計画する必要がある（Reid et al. 2007）。もしも、新しい文書記入様式が完全に記入されたかどうかを確認したい場合は、新しい文書作業を用いて文書が記入されているかどうかを確認するなど、文書をエビデンスとして用いることになるだろう。もしも、導入した新しい手法について、職員がどのように感じているかを把握したい場合は、彼らの見解を確認するために、質問紙を用いるか、個別あるいはグループインタビューを職員に対し行うことになるだろう。

12　新たな実践を評価する

　新しい手法が機能しているかどうかの全体像を把握するためには、あるいは、会話・意図・信念と実際に実践で起きていることとの間の相違点を見つけるためには、複数の評価方法を用いる必要がある（Haveri 2008）。たとえば、職員が、彼らが感じたことに関して、どのように考え、そして発言しているかを明らかにするためには、ディスカッションや質問紙を用いてもよいし、実践において起きていることを明らかにした文書を分析してもよい。

　計画している評価がわかりやすいものであっても、明らかにしなければならないことや、把握したいこととそれを達成するための時間をどのように一致させるかについて、熟考することは有用である。もしも、新たな手法が用いられたかどうかを評価するのであれば、1週間かかって、新しい文書が用いられているかどうかを量的に計測するという決定をしてもよい。そうなると、どれくらいの記録が、どこで、どの専門職グループによって作成されたのかを、確認形式のツールを用いて評価することが必要になる。また、必要な標本（サンプル）も決定しなければならない。つまり、毎日の記録をとり、それらを確認するか、あるいはそれなりの代表性を確保していると思われる標本を利用し、それを確認するかである。この決定をするためには、記録が幾組あるのか、どこにあるのか（たとえば、文書記録を入手するために他の病棟や部署に出かける必要があるのかどうか）、どのくらい時間がかかり、そのためにどの程度時間があるのかを考える必要があるだろう。そして、完璧さより扱いやすさを選ぶ必要もあるだろう。

　何を測りたいのかを確実に決めておく必要もある。たとえば、新しい文書記入様式を用いて記入されたものと古いやり方を用いて記録されたものが、それぞれどのくらいあるかを把握したいのか、それとも、文書に記入された時の記入方法なのか（これにより、夜間か日中か、それとも週末が影響しているかを分類することができる）、あるいはどの専門職グループが関与していて、専門職のなかでもどのレベルが記録を作成したのかなどである。

　評価に必要なすべての項目を考慮する必要はあるけれども、義務でない限りは、単純な事柄をわざわざ複雑にしないことも有益である。記入した

227

職員のグループおよび職位、そして時間帯に関する記録を確認するのに必要となる時間や施設を、どうやって探すかということに深く関与する前に、文書記入様式が使用されたかどうかに関する簡単な調査を始めるのがよいだろう。もしも、100％の文書が新しい手法を用いて記録されていたら、その場合、いつ、誰に使用されたかといった複雑なことをあえて心配する必要はない。細かい点は必要ないかもしれないので、細かい点を気にしすぎる前に、全体像を把握することに価値があるのである。

　時に、実践における変更は、予期せぬ結果（良い結果と悪い結果）をもたらすことがあるが、予測していなかったその結果を、正式な評価戦略に用いることはできない（Reed and Turner 2005）。評価がどのような結果を示すかがわからないため、当初予定していた評価のアプローチを変更したり、何かを加えたりできるよう、考え方は開放しておくべきであり、方法も変更可能なものにしておくべきである。新たな実践の評価とは、評価とは無関係の現実世界で行われるものでもある。評価する際には、実践の結果生じた変更と、それと同時期に起こったあるいは関係があるように見えて実際には関係がないこととを、常に区別する必要がある。これには、人材配置や、プロジェクトと関係のない組織改編、優先順位の競合など、すべてのことが含まれる（Blamey and Makenzie 2007）。したがって、疑問を持つことは重要であり、また、慎重な計画を立てておくことは重要だが、当初のプロジェクトを継続できるよう準備しておくことも必要になる。

　新しい文書記入様式と旧式の文書記入様式がどれくらいの頻度で利用されているか、そしてどの専門職者が関与しているかを調べるプロジェクトを立てるとしよう。その場合、「なぜ」という部分に関しては、専門分野を超えて、幅広い職員から、新しい文書記入様式への見解に関する三者協議を実施するプロジェクトを追加するだろう。しかし、もしも評価の最初の部分で、記録全体の80％に新しい文書記入様式が用いられていることが示され、残りの20％では用いられておらず、そして、使われていない部分はすべて作業療法士の分であったとしたら、プロジェクトを変更しなければならないだろう。幅広く職員を集めて三者協議をするよりも、作業療法士と面接しながら彼らに問題があるかどうかを明らかにするだろう。

これにより、作業療法士のチーム内に、長期療養休暇をとっているものが2名おり、新しい文書記入様式のことを知らない残りの担当者にひどく依存した状態になっていることを明らかにできるだろう。作業療法士が新しいプロジェクトに参加しない理由は、現在の人材配置に関係しており、新しい文書記入様式やそれに関する彼らの見解とは無関係だという事実があるといえる。

　現実世界の出来事を評価しているため、作業現場においては、計画していなかった評価機会に出くわすかもしれず、それらは多様な形態をとる。そして、計画された評価戦略になかったからといって、それらを無視すべきものではない。もしも、新しい文書記入様式の活用を拒んでいる小さな職員グループに関して話している2人の同僚の話を聞いたとしたら、彼らが何に反対しているかを明らかにするために、そして、誰と面接する必要があるかを導き出すのに、非常に有用である。評価戦略に人びとの会話から聞いた内容を含んでいなかったからといって、それを評価に使用しないというのはばかげている。関与している職員メンバーを探し当てたり、彼らについて話をしていた同僚を名指ししたり、彼らが話していたことを繰り返したりすることは嫌なことかもしれないが、この情報をうまく使うことで、面接や協議グループの対象者を特定することができるだろう。

誰あるいは何から情報を収集するのか

　どこから、あるいは誰からデータを収集するべきか、という点に関しては、非常に明確である場合がある。たとえば、新しい多領域間での文書記入様式が、なぜ記入されたりされなかったりするのかを評価する場合には、多領域間での文書が最も明確な情報収集の場といえるだろう。しかし、物事はそういつも単純ではない。もしも、職員に新しい文書記入様式システムに関する彼らの見解を尋ねようとするならば、全員あるいは全職員グループ、もしくは特定の職員グループあるいは特定の個人からのデータの必要性を特定しなければならない。誰になぜ質問するのかを、明確にすべきである。ここには、どうやって質問の対象となる人びとを選択したのか、

つまり、新しい文書記入様式に関する議論の参加者を希望者から選んだとすると、新しい文書記入様式に好意的で、そのように言いたい人か、文句を言いたい人のどちらかが集まり、中間的な意見を持つ人はほとんど集まらないだろう。もしも、特別に選択した人びとを招集した場合には、より多様な見解を得られるだろうし、自ら参加を希望した人に質問するよりももっと混在した職員グループから意見を得ることができるだろう。しかしこれは、共有することが望まれる特別興味深い意見を持つ人びとを不注意に排除することを意味している。評価を計画している人の任務は、最適な標本を抽出することであり、それは、達成しうる期間に、最も的確な情報を得られる人といえるだろう。

誰がデータを集めるのか

必要な情報を誰が収集するのかということも重要である。それは実施可能性だけでなく、異なる人が収集することにより生じる効果をふまえて決められるだろう。理想は自分自身で収集することであろう。しかし、もしも1人で収集することが現実的でなければ、補助者を募集する必要があるだろう。もしも、複数人で情報を収集するのであれば、全員ができるだけ同じものに近いものを評価できるようにする必要がある。もしも文書が活用されているかどうかを単に記録するのであれば、比較的簡単であろう。しかし、何を評価するのか、どのように評価を実施するのかを明確にする必要がある。

他に考慮しなければならない課題に、情報収集をする人が、人びとの発言や行動に影響を与えるかどうかということがある。もしもある特定の職員グループが、あなたが導入した文書記入様式をなぜ使用しないのかを明らかにしたい時、あなたがデータ収集をすると、彼らは本当のことを言わないかもしれない。彼らはあなたを傷つけたくないのかもしれないし、面と向かってあなたのプロジェクトを批判することができないのかもしれない。また、彼らがサボタージュを企てている場合にも、彼らの正直な回答を得ることはできないだろう。なぜ、彼らがあなたのプロジェクトを支持

しないかを、まったくバイアス（偏向）がかからない方法で尋ねることは難しいので、その情報については、他の誰かから得るのがよい。逆に、他の人がプロジェクトに関して十分にわかっているという確信が持てない時は、限界は想定されるが、あなたがデータ収集を行うのがよいだろう。

　評価データの収集を補助する人の役割や職位も考慮する必要がある。もしも管理職が情報を収集した場合、職員たちは、新しい手法の評価ではなく、実績を管理するために情報を集めているのではないかと心配するかもしれない。情報を収集する人の役割や職位と同様に、あなたの情報収集を補助する人びとの技術や特性について考えることも重要となる。もしも情報収集とその記録を論理的かつ体系的に実施しようとすれば、きちんと記録するのが苦手で苦労すると思われている人は、熱意があっても、その任務には適さないだろう。もしも聞き取りをする人が必要なら、すぐに人びとから信頼を獲得でき、かつ傾聴ができる人は、たとえ体系化に関する技術のレベルが高くなくても、最適な選択といえるであろう。実践的には十分な時間があって、なすべき計画に献身的になれる人が必要になる。

バイアス

　評価を計画する時、偏った、あるいは不正確な結果を生じさせる事象について考慮する必要がある。偏った結果などは、評価の計画段階における欠陥が理由で生じているかもしれない。たとえば、質問や実践の観察、文書の確認方法、そして評価において査定する内容がどのくらい当初の目的に対応しているか、といった点である。評価結果の現れ方に影響する時間的要因についても考えなければならないだろう。もしも新しい多領域間の文書の活用に関して評価するのであれば、新卒医師が勤務を開始した週に評価を行うことは理想的ではない。そこでは新しい文書それ自体ではなく、彼らがまだ文書そのものに慣れていないために誤差が生じるだろう。

　プロジェクトにおける欠陥を取り除くことと同様に、プロジェクトに関する先入観を持たないようにすることも難しい。なぜなら、あなた自身、このプロジェクトを成功させたいはずだからである。もしも、実践におけ

る変更を生じさせるに十分な時間と資源が与えられている場合、機能しているとか、実施されているとか、何らかの改善を生んだといったことを示すことは圧力になるだろう。これは、評価を意図的に引き延ばすことを意味するものではないが、うまく機能していることを示すことは圧力になるのである。しかし、成功したかどうかを示すのではなく、どのように機能したのかを明らかにするための評価を計画しなければならない。もしも補助者を使うのであれば、あなた同様、彼らの先入観についても考慮しなければならない。そしてそれは、肯定的な先入観だけではないのである。第11章では、彼らの関心を高めるために、実践における変更を必ずしも支持していない人びとをプロジェクトチームに参加させるよう仕向けることの可能性に焦点が当てられた。これを覚えておくことは、評価を計画する際や、プロジェクトの一部を評価することに対してのみ責任を負うのではないということを、彼らに確実にわかってもらう際に有効である。

いつデータ収集をするのか

　いくつかの項目でプロジェクトに関する評価情報を収集することが必要になるかもしれないが、最終評価の時機は通常、先行する段階よりも、もっと考慮が必要になる。暫定的な段階は、通常漸進的で、それぞれがどのくらい続くかがわかる。もしも、4週間かけて定期的に情報提供のためのセッションを開き、そこに何人の人が参加したかを評価するのであれば、4週間後にそれを行えばよいということがわかっている。これに対し、実践における変更に関して、いつ評価するかを決定することは難しい。
　実践に変更が生まれ、そしてその効果を示すためには、評価をするまでに時間が必要となる。新しい文書記入様式を導入した場合は、2週間、あるいは、全員がその文書に慣れ、生じ始めた問題に関して確認することができる期間、新しい文書が使用されているかどうかの進捗管理を待ったほうがよいだろう。もしも、新しい実践の効果を評価したいのであれば、変更が生じたかどうかを評価するよりもさらに長く待つ必要があるだろう。たとえば、文書記入様式に関する新しい方法が、再入院の減少と関連して

いるかどうかを確認したいなら、再入院、再紹介などの数が把握できるようになるまで、少なくとも2〜3ヶ月は、新しい手法に関する評価を待つ必要があるだろう。

変更が起きたか、アプローチがうまくいったかの評価を、新しい実践の導入直後だけにすることは良い考えとはいえない。第11章で述べたように、新たな実践を導入することに関する問題の1つに、最初はうまくいったが、その後、それを維持するための人びとのやる気が失われ、別の優先事項が登場し、うまくいっていたことが躓き、人びとが徐々に古いやり方に戻っていくことがある（Balasubramanian et al. 2010）。これを避けるために、短期、中期、長期、そして継続的な評価を計画することは有用である。たとえば、新しい文書が活用されているかどうかの評価は、新しい文書の導入時、4週目、6ヶ月目、そして1年後に行う。これはあなた自身、そして他の人びとのこのプロジェクトへの関心を維持すること、そして、実践に変更が起きたか、新たな実践が持続可能かどうかを明らかにすることにつながる。

データ分析

情報収集をうまくやるだけでなく、それが何を意味するのかを決めておくことも必要である。これは、収集したデータの類型に大きく依存するものである。量的データを収集したら、量的な手法を用いて処理する必要がある。時に、収集した情報をどのように解釈するかで何らかの資料(データ)が必要になることがある。たとえば、もしも情報提供の会合に参加した職員が何人かを確認する場合、人数を数え、そして何人来て、何人来なかったかを明らかにするだろう。第5章の研究に関する議論にもあったように、1つのチームや病棟、部署だけを対象に行う多くの評価では、量的手法を使っているようだが、そこでは複雑な統計分析を行わずに、数値そのものや比率、そして他の記述統計を確認しているだけのようである。こうしたことが通常、受け入れられている。なぜなら、それ以上のことを行えるほどの標本数はとっていないし、また、実践における変更が、使用する環境で機

能するかどうかを確認したいだけだからである。

　大規模な評価や、広く一般化を目指す評価を行うのであれば、推計統計を用いることを検討しなければならない（第5章参照）。ただし、推計統計をしたほうがよい評価の規模や企画であれば、実施する必要がある。

　時には、数量的に情報を分析する仕方を決めるだけでなく、受容できる達成度を決める必要もあるだろう。もし、どれほどの数の人びとが多領域間にわたる文書に記録をしているかを知りたいなら、何人をもって受容できる水準とするのかを決める必要がある。担当者全員が新しい記録を採用していれば、そのやり方は良好ととらえるが、物事がうまくいかない限り、どのレベルであればさらなる介入をせずに続ける価値があるとするのか、どの程度であればさらなる投入が必要とされるのか、そして、どの程度であれば大方を再考する必要があるのかを、決める必要がある。

　もしデータが質的であるなら、分析手法はそれに合わせる必要がある。たとえば、第6章の研究の内容で述べられているように、手持ちの情報を確認し、それらについてコード化とカテゴリー化を行い、そしてテーマに合わせての並び替えを行う。2種類以上のデータを集めているのであれば、第7章で示しているように、それらを結びつける方法について考える必要がある。たとえば、文書が用いられているかどうかに関する数値と、質的分析によって得られたコードとをどのように関連づけるかということである。

倫理と評価

　評価を行う場合、あなたには、評価に関わる人びと、つまり関係する病棟、チーム、部署と、組織全体に対し、いくつかの義務がある（Hughes 2008）。利益を提供し、自立を尊重し、公正を求め、そして、害を与えないということへの要求は、新たな実践の評価を行う場合に、保健医療の提供に関する他のすべての観点で等しく適用される。通常、新たな実践の評価は、一倫理委員会の承認だけを要求するものではない。評価戦略を含めた全体において、部署ごとの管理過程(ローカルガバナンス)を通じた承認が必要とされるだろう。

害を与えずに良いことを行うという義務を果たすことが、新しい実践の評価を行う理由に用いられている。何人かは、肯定的な結果が非倫理的であるかどうかを調査することなしに、新たな実践の導入について議論するかもしれない。なぜなら実践の効果が患者個人、患者グループ、公的基金などにどのような影響を与えるのかは、それを評価しない限りわからないからである。一方、研究における問題とは「新しい実践の評価において、研究を実施することは倫理的かどうか」というものである。しかし問題はむしろ、研究を評価しないことが倫理的かどうかということなのである。

評価を倫理的に実施することは、研究を倫理的に実施することと同じくらい強く要求される（Wade 2005）。害を与えずに良いことを行うということに関して、現場でのやり方がすでに変更されていて、やめなければならないというエビデンスがないのに新しい方法を続けて実施するのであれば、評価を正確に、そして誠実に行うことがきわめて強く要求されるだろう。なぜならほぼ確実に、患者ケアや、職員や他の資源がその影響を受けるからである。

自立を尊重する原則は、研究に類似した方法で、評価にも適用されている。個人や集団に関するデータを収集する際には、個々が同意しているかどうか（そしてそれらが必要かどうか）が考慮されなければならない。同意が問題にならない場合もある。もし、新しい文書記入様式が正確に記入されているかどうかについて、1週間かけて情報収集しているのなら、患者の名前を控えない限りは、彼らの記録を閲覧することに関して、関与する患者全員から同意を得る必要はないだろう。一方、お互いに何をしている、あるいはしていたかを、職員が理解しているように見えるかどうかについて、患者の見解を調査するための面接を、調査の一部として含めている場合や、同僚からデータを集めている場合は、彼らに対しインフォームド・コンセント（事前同意）を提供したり、協力することを断ることに関して、十分な情報を与えたりしなければならない。また、協力への参加に対する周囲からの強制や、不参加や、話した内容に関する報復への懸念、情報の秘匿性、そして情報がどのように保管され、共有され、用いられるのかに関しても考慮する必要があるだろう。

知りたいことは、新しいプロジェクトに対し、同僚がどのような見解をもっているのかということだけかもしれない。しかし彼らは、自分たちの見解が管理者によって特定されたり、他の文脈で自分たちに不利益なエビデンスとして用いられたりしないかを、心配するはずである。

明らかになったことの共有

　多様な人びとが、新たな実践の実施に関し、何らかの形で協力したと思われるので、彼らに対し、彼らの労力の結果を知らせる義務がある。結果を知らせるための方法は、ある程度、関連する変更の性質や範囲によって決まってくる。自分が勤務している組織全体や、あなたの上司から支持があったかもしれないし、普段接している同僚たちにも支援を求めたかもしれない。この場合、管理者と雇用者に報告書を提出する必要があるだろう。また、新しい作業の結果がどうであるかを同僚に知らせる有効な方法を考える必要もある。それは、会議であったり、プロジェクトの報告書であったり、病棟や部署におけるポスターの掲示であったりするだろう。時間や労力を提供してくれたすべての人びとが結果を知ることができるべきである。それはまずは礼儀であり、そして、人びとが彼らの労力の結果何が起こったか知らされなければ、彼らは協力を続けたり、今後の企画に参加したりする理由はないからでもある（Pryjmachuk 1996; Skinner 2004）。

変更を継続するためのプロジェクト

　評価とは、変更の最後の段階であると考えられる傾向にあり、あなたもそうだったらよいと感じているかもしれない。この段階では、ゆっくりと休暇を取っているような感じになるかもしれない。しかし、新しい実践の評価を行ったら、それによって何をするのか決める必要がある。新しい方法が効果的であることが明らかになり、さらに１年は継続することになったら、あなたは腰を下ろしたように少しくつろぐだろう。しかし、新しい方法を今後も続けることを、推進していくかどうかを決定しなければなら

ない。明らかに利益のあることだと、みんなが計画通りに実施し、何の意思決定もしなくなることがある。また、結果が曖昧な場合についても考えておく必要がある。時間と労力を加えて、より多くの人びとに関わってもらうかどうか、また、完遂するために新たな方法に何らかの変更を加えるかどうかも決める必要があるだろう。新しい手法は、改善だけでなく問題ももたらすので、利益が経費を超えていないか、実施中の実践の方向性があるべきところに向かっているかを決める必要があるだろう。

物事が計画通りに進み、すべてが順調で、同僚は熱心で、患者たちも喜んでいたとしても、仕事が終わったわけではない。なすべき論理的な次の段階があるだろう。もし、負荷を軽減する計画プロジェクトで、多領域間での文書記入様式を導入し、それが大きな成功を収めたとしたら、より多くの学術分野の文書を機能させなければならないと感じるだろうし、またそうでないといけない。良い仕事をすると、もっと仕事が増えるというのは、嫌なことだろうか？

まとめ

もしも、新たな実践が導入されたら、それは評価すべきである。評価によって、それはうまくいくかいかないか、誰かに効果があったかどうか、それを継続する価値があるかどうかを把握することができる。これには、本当に実践に変更が生じたか、期待された効果が具体化されたか、新しい方法が何か問題を生み出していないか、そして、期待される効果とともに期待していない結果についても考慮することが含まれる。結果の原因にも目を向けることは重要であり、それにより、それらが本当に新しい方法の作用に関連したものか、それともただの同時発生的なものなのかを把握することにつながる。

評価は論理的かつ体系的に計画されるべきであり、それにより、見落としや思い込みはなくなる。また、情報収集や分析の方法は、問題の内容に合致したものにすべきである。もし可能であれば、新たな方法の作用を、短期的、中長期的に評価することは有用である。それにより、新たな実践

のために投入された労力の直後に生じる結果だけでなく、長期的な効果や課題に関しても見当をつけることができる。新たな方法を支持したり、関与したり、影響を受けたりする人びとへのフィードバックも重要である。

結論

　研究で用いられている用語がいまやはっきりとして、以前より情報入手を難しいと思わなくなり、あなたが研究報告書で評価すべき事柄に対処できるようになっていることを願っている。完璧な研究はほとんどない。なさなければならないのは、研究が完璧かどうかを確認することではなく、注目するに十分なのか、どの程度注目すべきなのか、提示されているエビデンス（証拠）と比べてどのくらい重視すべきなのか、そして最も重要なのは、実践で使えるのかどうかを確認することなのである。

　実践を変更し、他の人びとにも変更するように説得するのは、研究を理解することや評価することよりもはるかに難しく、熟慮、計画さらには一大決心が必要となることがある。プロジェクトの規模は、関与する人びとの数や患者への対応によって異なる。しかし、実践での最も明らかな変更に関わるすべての事柄、問題解決あるいは回避のための準備をどうするのか、そしてどのようにしたら物事は支障なく進展するのかを考えるのは有益であろう。新しい方法がいったんできあがったら、それが機能するのか、役に立っているのかを確認することは重要である。これを見出す過程は、体系的で、論理的であるべきだし、それによってプロジェクトを継続する価値があるかどうかを決めることができるのである。

　なしうることが現実的であることは有用である。業務の範囲における実践のすべての側面に関するエビデンスを確認したり、改善すべきすべての事柄について何かをしたりすることは不可能であるだろう。私たちの大半がなしうることの多くは、実践できたり確認したりできる分野を特定し、そこに焦点を置くことである。何も起こらないのに世界を変えようとする

ような大きな任務によって活動不能になってしまうよりも、これが望ましい。もしも、実践のある側面についての研究を入手して、評価し、物事を改善できる1つの変更があれば、少なくとも1つのことは改善される。何もしないなら、何が変わったかを教えてほしいと、私に頼む必要はない。

　新しい方法を開発したら、他の人にも知ってもらうことは有益である。そして、知らせなければいけない人びとがいるはずである。なぜなら、プロジェクトのために彼らは資源を提供したり、提供することを認めてくれたりしたのだし、また、何が起こったのかを彼らに知らせなければならない。加えて、プロジェクトに関与し、将来においても新たな方法によって影響を受けるからである。しかしながら、あなたが義理を感じきちんと相対している人びと以外にも、導入したプロジェクトの経験を有益で知りたいと思っている人びともいるだろう。

　これは聞きたくないことかもしれないが、そのままに放っておくことをわたしは好まないので触れておく。もし、実践においてエビデンスをどう用いるかということが一般的な知識になれば有益なはずである。一級の研究をしない限り、公表できないと感じるかもしれないが、現実は逆である。本当に優れた研究の要素を取り上げることはよいが、しかし、それが実践でどのように機能するかを人びとが理解していないのなら、それは本棚にしまったままになった本のように、まったく何の影響も与えないだろう。実践においてエビデンスがどのように使われているのかを記載した報告書は最も有益な種類(タイプ)の出版物なのである。

　成し遂げたことを出版するかどうかについて話していると、何か提供することがあるかのごとく、机に向かい長い学術的な書き物をしているかのような錯覚を持たせてしまう。そうしたければ、してはいけない理由はない。しかし、エビデンスを公表することが本質ではない。情報をどのように普及するかは、ある意味では個人の好みでもある。学会を好む人もいる。それは情報共有の優れた方法であり、通常様々な発表形式がある。大会場での発表を望まない、あるいはそれが発表しなければならないことにあっていないのであれば、小グループにおける講演やポスター発表をすればよい。また雑誌発表という手もある。様々な雑誌があるが、携わった事柄に

結論

適した雑誌が、少なくとも1種類くらいはあるはずである。雑誌によって様々な形式があり、研究報告や、革新的な実践に関する報告実践の評価、また望ましい実践の事例研究もある。自分のエビデンスを公表し、他者と経験を共有するのに適したものがあるはずである。

以上のことがあまりに形式的に聞こえるようなら、実施してきたことについて耳を傾けてくれそうなインターネット上や対面形式の、特定の事柄に関心を示す小集団はたくさんある。そして、自分の作業を職員の事業所内ネットワーク（イントラネット）や院内ニュースレターに掲載することができるかどうか聞いてみてもよいだろう。組織によっては、望ましい実践を彼らのウェブサイトに投稿していることもある。つまり「グーグル」では、誰が何をどう機能させたかを明らかにすることができるのである。それゆえインターネットは、学術的に区分のしにくい研究文献（grey literature）の検索に有用なのである。

エビデンスに基づいた実践を機能させるために、ジグソーパズルの最も重要な1片を持っている人とは、変更をした人びとであり、それが些細なことであっても、実践を変更あるいは変更させようとしてきた人びとである。彼らは、何がどう機能し、しないのか、そしてそれがなぜなのかを知っている。もしも、最高のパズルの1片を手にしているのであれば、最後まで保持し続ける必要があるだろう。そうすることで、それがどこにたどり着くのかを知ることになる。しかし、他の人がそれを必死で探し回っているようなら、どうぞその1片をパズルにはめてあげてください。

付録 1：研究で明らかになったことを利用するかどうかを決める

以下の質問は、1つの研究のなかに探すべき事柄を思い出すのに役立つだろう。

何についての研究か？
・題名
・仮説／疑問／問題の所在説明／研究意図の説明

背景
・先行文献の概観があるか。
・先行文献の概観は行き届いていると思われるか、バイアス（偏向）はないか、研究に関連しているか。

パラダイム、デザインそして方法論
・これらについて言及されているか。
・主題に適していると思われるか。
・パラダイム、デザインそして方法論は、それぞれに一致しているか。

方法
・求めている情報を見つける賢明な方法のように思われるか。
・それらが用いられている方法は方法論／パラダイムに一致しているか。
・それらの幾分かでも、誤った結果に結びつくものはあるか。
・用いられた手順（プロシージャ）やツールは適切に進展しているか（事

前研究、専門家との議論など）。

標本（サンプル）
・標本の抽出法は研究に適切か。
・標本は研究が意図している母集団から抽出されているか。
・標本の抽出法は結果に何らかの限界を生み出しているか。
・標本数は研究の種類（タイプ）にふさわしいか。
・回答数は十分か（もし関連しているなら）。

倫理的事項
以下の事項は考慮されているか。
たとえば
・倫理的振り返り
・インフォームド・コンセント（事前同意）
・潜在的害
・協力強制のエビデンス（証拠）
・秘匿性と匿名性

データ分析
・ふさわしい手法が用いられているか（質的データには質的分析が、というように）。
・適切で任意の分析手順が用いられているか（統計的検定のような）。

量的研究に対して
・記述的あるいは推論的統計が用いられ、それらは適切か。
・パラメータあるいはノンパラメータ検定が用いられ、それらは適切か。
・適切な統計的検定が用いられているか。
・推論統計が用いられている場合、検出力、p値そして信頼区間と水準について言及されているか。

質的研究に対して
・すべてのデータ源が分析されているか。
・データ分析法が明確に述べられているか。
・コード、題材、範疇(カテゴリー)が論理的かつ研究の目指す範囲内に生まれてきたことのエビデンスがあるか。
・明らかになったことを支持する十分なエビデンス（引用など）があるか。
・研究の移行性を考える上で十分な文脈情報が提供されているか。

信頼性そして妥当性／信用性
・研究は体系的になされていると思われるか。
・見落としている事柄はあるか。
・結果が誤っているとか、調べられたこと以外に何かがあると思われるような要素はあるか。

量的研究に対して
・構成概念妥当性、内容妥当性、基準妥当性（しかるべき部分で）、そして外的妥当性に関して、信頼性と内的妥当性が示されていたか。
・すべてのデータが説明されているか（見失っている結果はないか）。

質的研究に対して
・発見した事柄の「真実性」を確保するために研究者はきちんとした手続きを経ているか。
・信用性、移管可能性、信頼性という点での信頼特性の評価を考慮する。

ミックスト・メソッドに対して
・取り上げているデータのタイプに、データ分析のプロセスは適切で、結果を適切に統合するエビデンスはあるか。

結果・発見は何であったか
・それらは意味をなしているか。

- それらは、研究仮説／疑問／問題提示／意思表示に明確に関連しているか。
- 結果は、方法論、方法、そして標本抽出に矛盾していないか。
- 結果に影響したかもしれない事項は考慮されているか。
- ミックスト・メソッドが用いられているとすると、発見は適切に統合されているか。

明確な結論と提言がなされているか
- 結論と提言は発見に一致しているか。
- しかるべき確信をともなって提示されている結論は、方法論、研究デザイン、そして発見がともなっているか。

付　録

付録 2：適切な統計の分析が用いられているか？

　これらは一般的に使用される統計の分析で、妥当な分析が用いられたかどうかを示す指針になるだろう（Motulsky 1995）。

　ただし、他の分析やそれらの組み合わせもある。

表 A2.1　情報はパラメトリックか、ノンパラメトリックか

パラメータ・データ	ノンパラメータ・データ
記述的な統計 　　平均値 　　標準偏差	**記述的な統計** 　中央値、最頻値、パーセンテージ値
推論統計 仮説の変数をともなう 1 群の比較： 　　1 つの標本の T 検定 2 群の比較： T 検定（複数の群が組み合わさっている、あるいは個々で依存している） 2 群以上の比較： 　　**分散分析**	**推論による分析** 仮説をともなう 1 群の比較： ウィルコクソンの検定　カイ 2 乗検定 2 群の比較（対応がない場合）： マン＝ホイットニーの U 検定 　　　　　　　　カイ 2 乗検定　Fisher's 2 群の比較（対応のある場合）： ウィルコクソンの検定　　McNemar's 2 群以上の比較： フリードマン（対応のあるグループ） 　　　　　　　　　　　カイ 2 乗検定 クルスカル＝ウォリス (Kruskal-Wallis) (対応のないグループ)

付録 3：行動計画のひな型の例

表 A3.1　計画の狙い

目的	必要な行動	関係する人	必要な資源	レビューの情報	評価の尺度

表 A3.2　目標

目的	誰によってどのように達成させるのか	必要な資源	評価のためにどのようにして目的を達成するのか	焦点を当てる情報

付　録

付録 4：さらなる資料

書　籍

Andrews, S. and Halcomb, E. J. 2009. *Mixed Methods Research for Nursing and the Health Sciences*. Chichester: Wiley-Blackwell Publishing.

この本は、看護および保健医療科学でのミックスト研究法を用いた研究の企画、実施そして報告書作成に実践的な指針を示している。

Cutliffe, J. and Ward, M. 2007. *Critiquing Nursing Research*. London: Quay Books.

この本は看護研究の実施というよりも、特にクリティーク（論評）に焦点を当てている。

Greenhalgh, T. 2010. *How to Read a Paper: The Basics of Evidence-Based Medicine*, 4th edn. Chichester: Wiley-Blackwell.

この本は、エビデンスに基づいた医学の原則と広範な研究論文の論評的評価の仕方に焦点を当てている。

LoBiondo-Wood, G. and Haber, J. 2009. *Nursing Research: Methods and Critical Appraisal for Evidence-Based Practice*, 7th edn. Philadelphia, St Louis and New York: Mosby.

この本は、看護研究の基本的概念と研究の評価、実践への応用も含み、研究を行う方法を紹介している。

Polit, D. F. and Beck, C. T. 2009. *Essentials of Nursing Research: Methods, Appraisal, and Utilization*. Philadelphia: Lippincott, Williams and Wilkins.

この本は、実践での利用を目的として研究の読み方と評価の仕方に焦点を当てている。

Polit, D. F. and Beck, C. T. 2011. *Nursing Research: Generating and Assessing Evidence for Nursing Practice*. 9th revised international edn. Philadelphia: Lippincott Williams & Wilkins.

この本は、研究の実施とクリティーク（論評）の両方を論じ、研究とエビデンスに基づく実践とのつながりに特に焦点を当てている。それには、エビデンスを評価するために用いることができる一連のツールも含まれている。

Polit, D. F. and Beck, C. T. 2009. *Study Guide for Essentials of Nursing Research: Appraising Evidence for Nursing Practice*. Philadelphia: Lippincott, Williams and Wilkins.

この本は上掲の "Essentials of Nursing Research（看護研究要義）" の副読本であり、要義の本文で網羅されている課題に関連した復習問題を載せている。

ウェブサイト
(注：以下の URL は邦訳に際して 2016 年 6 月 20 日時点で確認している)

AGREE (http://www.agreetrust.org/)
AGREE は、臨床実践指針の開発、報告そして評価のための枠組みを確立した研究者および政策立案者の国際的共同制作である。

Centre for Evidence-Based Medicine (http://www.cebm.net)
エビデンスに基づく医学（オックスフォード）のためのセンターのウェブサイトである。多くの部門があり、医学的エビデンスの論評的評価に役立つツールとダウロード可能な資料がある。

Cochrane Collaboration (http://www.cochrane.org/)
コクラン共同計画は、治療と予防に関する医学情報を伝えるために世界的に展開している計画で、システマティックレビューを含むコクラン・ライブラリ（コクラン文書集）を提供している。

Critical Appraisal Skills Programme (http://www.casp-uk.net/)
CASP（キャスプ［医学論文の批判的吟味を基に自らの判断につなげるための方法を身につけるプログラム］）は、個人が研究を理解し、エビデンスを実践につなげるための技術習得ができるようにすることを目的としている。ウェブサイトでは、多様な研究評価のためのツール (Critical Appraisal Skills Programme Tools) が掲載されている。

Health Scotland (http://www.healthscotland.com)
英国保健サービスのスコットランド部門が提供するメンタルヘルス医療の評価に関連する 5 つの指針を示している。

Involve (http://www.invo.org.uk/)
Invoveは英国保健サービス、パブリックヘルスおよび社会ケア研究における市民のより広範な参加を支援する助言団体である。

Joanna Briggs Institute (http://www.joannabriggs.org)
ジョアンナ・ブリッグズ研究所は、オーストラリアのサウス・オーストラリア州にあるアデレード大学に本部を置く、看護、医学関連保健医療研究者、臨床医らを網羅する国際共同研究団体である。この団体のウェブサイトには、システマティックレビューとベストプラクティスのデータベースが掲載されている。日本では、大阪大学の Japan Centre for Evidence Based Practice が提携センターとなっている。

Scottish Intercollegiate Guidelines Network (SIGN) (http://www.sign.ac.uk/)
SIGN は、英国保健サービスのスコットランドにおける臨床での指針を開発している。

'What is' series (http://www.whatisseries.co.uk/whatis/)
「What is」シリーズのウェブサイトの目的は、研究やエビデンスに基づく実践で用いられている用語、技術そして実践のいくつかを明らかにすることである。

参考文献

Abbott, P. and Sapsford, R. 1998. *Research Methods for Nurses and the Caring Professions (Social Science for Nurses & the Caring Professions)* 2nd edn. Buckingham: Open University Press.

Aleem, I. S., Jalal, H., Aleem, I. S., Sheikh, A. A. and Bhandari, M. 2009. 'Clinical Decision Analysis: Incorporating the Evidence with Patient Preferences', *Patient Preference and Adherence*, 3: 21–4.

Allan, E. 2007. 'Change Management for School Nurses in Scotland', *Nursing Standard* 21,42: 35–9.

Astin, F. 2009. 'A Beginner's Guide to Appraising a Qualitative Research Paper', *British Journal of Cardiac Nursing*, 4,11: 530–3.

Bacall, R. 2000. *The Importance of Leadership in Managing Change*, Ontario: Canada: Bacall and Associates) http://work911.com/articles/leadchange.htm; accessed 2 September 2010.

Balasubramanian, B. A., Chase, S. M., Nutting, P. A., Cohen, D. J., Strickland, P. A., Crosson, J. C., Miller, W. L. and Crabtree, B. F. 2010. 'Using Learning Teams for Reflective Adaptation (ULTRA): Insights From a Team-Based Change Management Strategy in Primary Care', *Annals of Family Medicine*, 8,5: 425–32.

Balls, P. 2009. 'Phenomenology in Nursing Research: Methodology, Interviewing and Transcribing', *Nursing Times*, 105,32–3: 30–3.

Barnett-Page, E. and Thomas, J. 2009. 'Methods for the Synthesis of Qualitative Research: A Critical Review', *BMC Medical Research Methodology*, 9,59, http://www.biomedcentral.com/1471-2288/9/59; accessed 23 November 2009.

Beauchamp, T. L. and Childress, J. F. 2001. *Principles of Biomedical Ethics*. Oxford: Oxford University Press.

Beck, C. T. 2002. 'Postpartum Depression: A Meta Synthesis', *Qualitative Health Research*, 12,4: 453–72.

Benner, P. 1984. *From Novice to Expert: Excellence and Power in Clinical Nursing Practice*. New York, USA: Addison Wesley Publishing.

Bettany-Saltikov, J. 2010. 'Learning How to Undertake a Systematic Review: Part 1', *Nursing Standard*, 24,50: 47–55.

Björkström, M. E. and Hamrin, E. K. F. 2001. 'Swedish Nurses' Attitudes towards Research and Development within Nursing', *Journal of Advanced Nursing*, 34,5: 706–14.

Blaikie, N. 2003. *Analysing Quantitative Data*. London: Sage.

Blamey, A. and Mackenzie, M. 2007. 'Theories of Change and Realistic Evaluation: Peas in a Pod or Apples and Oranges?' *Evaluation*, 13,4: 439–55.

Bonner, A. and Sando, J. 2008. 'Examining the Knowledge, Attitude and Use of Research by Nurses', *Journal of Nursing Management*, 16,3: 334–43.

Bonner, A. and Greenwood, J. 2006. 'The Acquisition and Exercise of Nephrology Nursing Expertise: A Grounded Theory Study', *Journal of Clinical Nursing*, 15,4: 480–9.

Bowles, K. H., Holmes, J. H., Ratcliffe, S. J., Liberatore, M., Nydick, R. and Naylor, M. D. 2009. 'Factors Identified by Experts to Support Decision Making for Post Acute Referral', *Nursing Research*, 58,2:115–22.

Bradley, E. H., Curry, L. A. and Devers, K. J. 2007. 'Qualitative Data Analysis for Health Services Research: Developing Taxonomy, Themes, and Theory', *Health Services Research*, 42,4: 1758–72.

Brenner, M. 2005. 'Children's Nursing in Ireland: Barriers to, and Facilitators of, Research Utilisation', *Paediatric Nursing*, 17,4: 40–5.

Brown, C. and Lloyd, K. 2001. 'Qualitative Methods in Psychiatric Research', *Advances in Psychiatric Treatment*, 7,5: 350–6.

Bryman, A. 2006. 'Integrating Quantitative and Qualitative Research: How is it Done?', *Qualitative Research*, 6,1: 97–113.

Burton, C. 2004. *Understanding How Research is Presented*. London: Distance Learning Centre, South Bank University.

Burck, C. 2005. 'Comparing Qualitative Research Methodologies for Systemic Research: The Use of Grounded Theory, Discourse Analysis and Narrative Analysis', *Journal of Family Therapy*, 27,3: 237–62.

Burla, L. Knierim, B., Barth, J., Liewad, K., Duetz, M. and Abel, T. 2008. 'From Text to Codings', *Nursing Research*, 57,2: 113–17.

Burns, N. and Grove, S. K. 2005. *The Practice of Nursing Research: Conduct, Critique and Utilisation*. 5th edn. Philadelphia USA: WB Saunders.

Bush, H. 2002. 'Inner Strength in Women: Metasynthesis of Qualitative Findings in Theory Development', *Journal of Theory Construction and Testing*, http://www.allbusiness.com/professional-scientific/scientific-research/318659-1.html; accessed 2 September 2010.

Campos, C. J. G. and Turato, E. R. 2009. 'Content Analysis in Studies Using the Clinical-Qualitative Method: Application and Perspectives', *Revista Latino-Americana de Enfermagem*, 17,2: 259–64.

Carrion, M., Woods, P. and Norman, I. 2004. 'Barriers to Research Utilisation among Forensic Mental Health Nurses', *International Journal of Nursing Studies*, 41,6: 613–19.

Carter, S. M. and Little, M. 2007. 'Justifying Knowledge, Justifying Method, Taking Action: Epistemologies, Methodologies, and Methods in Qualitative Examples of Frameworks', *Qualitative Health Research*, 17,10: 1316–28.

Chau, J. P. C., Lopez, V. and Thompson, D. R. 2008. 'A Survey of Hong Kong Nurses' Perceptions of Barriers to, and Facilitators of, Research Utilization', *Research in Nursing and Health*, 31,6: 640–9.

Chin, R. and Benne, K. D. 1985. 'General Strategies for Effecting Change in Human Systems', in W. D. Bennis, K. D. Benne and R. Chin (eds), *The Planning of Change*, 4th edn. New York: Holt Rinehart and Winston, pp. 22–45.

Christensen, M. and Hewitt-Taylor, J. 2006. 'From Expert to Tasks, Expert Nursing Practice Redefined?', *Journal of Clinical Nursing*, 15,12: 1531–9.

Clarke, G. 2001. *Action Planning Hemophilia Organization Development Monograph Series No. 2*. Montreal, Quebec, Canada: World Federation of Hemophilia.

Clifford, C., Murray, S. and Kelly, S. M. 2001. 'A Multiprofessional Perspective of the Role and Training Needs for Research Utilisation in Healthcare', *Journal of Clinical Excellence*, 3,4: 175–82.

Collins, K. M. T., Onwuegbuzie, A. J., and Jiao, Q. G. 2007. 'A Mixed Methods Investigation of Mixed Methods Sampling Designs in Social and Health Science Research', *Journal of Mixed Methods Research*, 1,3: 267–94.

Considine, J., Botti, M. and Thomas, S. 2007. 'Do Knowledge and Experience Have Specific Roles in Triage Decision-Making?' *Academic Emergency Medicine*, 14,8: 722–6.

Cork, A. 2005. 'A Model for Successful Change Management', *Nursing Standard*, 19,25: 40–2.

Coughlan, M., Cronin, P. and Ryan, F. 2007. 'Step by-Step Guide to Critiquing Research. Part 1: Quantitative Research', *British Journal of Nursing*, 16,11: 658–63.

Creswell, J. W. 2003. *Research Design: Qualitative, Quantitative, and Mixed Methods Approaches*, 2nd edn. Thousand Oaks, California, USA: Sage Publications.

Creswell, J. W. and Plano Clark, V. L. 2007. *Designing and Conducting Mixed Methods Research*. Thousand Oaks, California, USA: Sage Publications.

Crombie, I. K. and Davis, H. T. O. 2009. *What is Meta-Analysis?* 2nd edn. Hayward Medical Communications. http://www.whatisseries.co.uk/whatis/pdfs/What_is_meta_analy.pdf; accessed 2 September, 2010.

Curry, L. A., Nembhard, I. M. and Bradley, E. H. 2009 'Qualitative and Mixed Methods Provide Unique Contributions to Outcomes Research', *Circulation*, 119,10:1442–52.

Davies, B., Larson, J., Contro, N., Reyes-Hailey, C., Ablin, A. R., Chesla, C. A., Sourkes, B. and Cohen, H. 2009. 'Conducting a Qualitative Culture Study of Pediatric Palliative Care', *Qualitative Health Research*, 19,1: 5–16.

Deeks, J. J., Higgins, J. P. T. and Altman, D. G. 2009. 'Analysing Data and Undertaking Meta Analyses,' in J. T. P. Higgins and S. Green (eds), *Cochrane Handbook for Systematic Reviews of Interventions, Version 5.0.2*. The Cochrane Collaboration. Available from www.cochrane-handbook.org, accessed 23 July 2010.

Department of Health. 2008. *A High Quality Workforce*. London: Department of Health.

de Jager, P. 2001. 'Resistance to Change: A New View of an Old Problem', *The Futurist*, 35,3: 24–7.

Di Censo, A., Cullum, N. and Ciliska, D. 1998. 'Implementing Evidence-Based Nursing: Some Misconceptions', *Evidence-Based Nursing*, 1,1: 38–9.

Dickie, V. A. 2003. 'Data Analysis in Qualitative Research: A Plea for Sharing the Magic and Effort', *The American Journal of Occupational Therapy*, 57,1: 49–56.

Dixon-Woods, M., Shaw, R. L., Agarwal, S. and Smith, J. A. 2004. 'The Problem of Appraising Qualitative Research', *Quality and Safety in Healthcare*, 13,3: 223–5.

Dixon-Woods, M., Agarwal, S., Jones, D., Young, B. and Sutton, A. 2005. 'Synthesising Qualitative and Quantitative Evidence: A Review of Possible Methods', *Journal of Health Services Research and Policy*, 10,1: 45–53.

Dixon-Woods, M., Bonas, S., Booth, A., Jones, D. R., Miller, T., Sutton, A. J., Shaw, R. L., Smith, J. A. and Young, B. 2006. 'How Can Systematic Reviews Incorporate Qualitative Research? A Critical Perspective', *Qualitative Research*, 6,1:27–44.

Driscoll, D. L., Appiah-Yeboah, A., Salib, B. and Rupert, D. J. 2007. 'Merging Qualitative and Quantitative Data in Mixed Methods Research: How To and Why Not', *Ecological and Environmental Anthropology*, 3,1: 19–28.

Doran, G. T. 1981. 'There's a SMART Way to Write Management's Goals and Objectives', *Management Review*, 70,11: 35–6.

Dowling, M. 2004. 'Hermeneutics: An Exploration', *Nurse Researcher*, 11,4: 30–41.

Duval, S. and Tweedie, R. 2000a. 'A Nonparametric "Trim and Fill" Method of Accounting for Publication Bias in Meta-Analysis', *Journal of the American Statistical Association*, 9,449: 89–98.

Duval, S. and Tweedie, R. 2000b. 'Trim and Fill: A Simple Funnel-Plot-Based Method of Testing and Adjusting for Publication Bias in Meta-Analysis', *Biometrics*, 56, 2: 455–63.

Effken, J. A., Verran, J. A., Logue, M. D. and Hsu, Y. C. 2010. 'Nurse Managers' Decisions: Fast and Favoring Remediation', *Journal of Nursing Administration*, 40,4: 188–95.

Elliot, J. 2005. *Using Narrative in Social Research. Qualitative and Quantitative Approaches*. London: Sage Publications.

Estabrooks, C. A., Field, P. A. and Morse, J. M. 1994. 'Aggregating Qualitative Findings: An Approach to Theory Development', *Qualitative Health Research*, 4,4: 503–11.

Flemming, K. 1998. 'Asking Answerable Questions', *Evidence-Based Nursing*, 1,2: 36–7.

Flemming, K. 2007. 'The Knowledge Base for Evidence-Based Nursing: A Role for Mixed Methods Research?', *Advances in Nursing Science*, 30,1: 41–51.

Fossey, E., Harvey, C., McDermott, F. and Davidson, L. 2002. 'Understanding and Evaluating Qualitative Research', *Australian and New Zealand Journal of Psychiatry*, 36,6: 717–32.

Gallant, M. H., Beaulieu, M. C., Carnevale, F. A. 2002. 'Partnership: An Analysis of the Concept within the Nurse-Client Relationship', *Journal of Advanced Nursing*, 40,2: 149–57.

Gerrish, K. and Clayton, J. 2004. 'Promoting Evidence-Based Practice: An Organizational Approach', *Journal of Nursing Management*, 12,2: 114–23.

Giddings, L. S. and Grant, B. M. 2007. 'A Trojan Horse for Positivism? A Critique of Mixed Methods Research', *Advances in Nursing Science*, 30,1: 52–60.

Gifford, W., Davies, B., Edwards, N., Griffin, P. and Lybanon, V. 2007. 'Managerial Leadership for Nurses' Use of Research Evidence: An Integrative Review of the Literature', *Worldviews Evidence Based Nursing*, 4,3: 126–45.

Glasziou, P., Vandenbroucke, J. and Chalmers, P. 2004. 'Assessing the Quality of Research', *British Medical Journal*, 328,7430: 39–41.

Golden, B. 2006. 'Transforming Healthcare Organizations', *Healthcare Quarterly*, 10, (sp): 10–19.

Goodman, B. 2008. 'Crunch the Numbers', *Nursing Standard*, 22,29: 49.

Graneheim, U. H. and Lundman, B. 2004. 'Qualitative Content Analysis in Nursing Research: Concepts, Procedures and Measures to Achieve Trustworthiness', *Nurse Education Today*, 24,2: 105–12.

Green, S., Higgins, J. T. P., Alderson, P., Clarke, M., Mulrow, C. D. and Oxman, A. D. 2009. 'Introduction', J. T. P. Higgins And S. Green (eds), *Cochrane Handbook for Systematic Reviews of Interventions, Version 5.0.2*. The Cochrane Collaboration. Available from www.cochrane-handbook.org.

Greenhalgh, T. 2010. 'Statistics for the Non-Statistician', in *How to Read a Paper: The Basics of Evidence-Based Medicine*, 4th edn. Chichester: Wiley-Blackwell, pp. 61–76.

Groenwold, R. H. H., Rovers, M. M., Lubsen, J. and Van der Heijden, G. J. M. G. 2010. 'Subgroup Effects Despite Homogeneous Heterogeneity Test Results', *BMC Medical Research Methodology*, 10,43. Available at http://www.biomedcentral.com/1471-2288/10/43; accessed 24 September 2010.

Grol, R. and Grimashaw, J. 2003. 'From Best Evidence to Best Practice: Effective Implementation of Change in a Patients' Care', *The Lancet*, 362,9391: 1225–30.

Guo, K. L. 2008. 'DECIDE: A Decision-Making Model for More Effective Decision Making by Health Care Managers', *The Health Care Manager*, 27,2: 118–27.

Hahn, D. L. 2009. 'Importance of Evidence Grading for Guideline Implementation: The Example of Asthma', *Annals of Family Medicine*, 7,4: 364–9.

Halcomb, E. J., Andrew, S. and Brannen, J. 2009. 'Introduction to Mixed Methods Research for Nursing and the Health Sciences', in S. Andrews and E. J. Halcomb (eds), *Mixed Methods Research for Nursing and the Health Sciences*. Chichester: Wiley-Blackwell Publishing, pp. 3–12.

Hand, H. 2003. 'The Mentor's Tale: A Reflexive Account of Semi Structured Interviews', *Nurse Researcher*, 10,3: 15–27.

Happ, B. H., Dabbs, A. D., Tate, J., Hrick, A. and Erlen, J. 2006. 'Exemplars of Mixed Methods Data Combination and Analysis', *Nursing Research*, 55,2S: S43–9.

Hart, P., Eaton, L. A., Buckner, M., Morrow, B. M., Barrett, D. T., Fraser, D. D., Hooks, D. and Sharer, R. L. 2008. 'Effectiveness of a Computer-Based Educational Program on Nurses' Knowledge, Attitude, and Skill Level Related to Evidence-Based Practice', *Worldviews on Evidence Based Nursing*, 5,2: 75–84.

Haveri, A. 2008. 'Evaluation of Change in Local Governance: The Rhetorical Wall and the Politics of Images', *Evaluation*, 14,2: 141–55.

Hedberg, B. and Larsson, U. S. 2003. 'Observations, Confirmations and Strategies – Useful Tools in Decision-Making Process for Nurses in Practice?', *Journal of Clinical Nursing*, 12,2: 215–22.

Hemingway, P. and Brereton, N. 2009. *What is a Systematic Review?* 2nd edn. Hayward Medical Communications. http://www.whatisseries.co.uk/whatis/pdfs/What_is_syst_rev.pdf; accessed 2 September 2010.

Hebda, T. and Czar, P. 2009. *Handbook of Informatics for Nurses and Healthcare Professionals*. 4th edn. Upper Saddle River, New Jersey, USA: Pearson Education Inc.

Hewitt-Taylor, J. 2006. *Clinical Guidelines and Care Protocols*. Chichester: Wiley.

Hill, T. and Lewicki, P. 2007. *Statistics Methods and Applications*. Tulsa OK, USA: Statsoft.

Holland, M. 2007. *Advanced Searching: Researcher Guide*. Bournemouth: Bournemouth University.

Hoye, S. and Severinsson, E. 2007. 'Methodological Aspects of Rigor in Qualitative Nursing Research on Families Involved in Intensive Care Units: A Literature Review', *Nursing and Health Sciences*, 9,1: 61–8.

Hu, W., Kemp, A. and Kerridge, I. 2004. 'Making Clinical Decisions When the Stakes are High and the Evidence Unclear', *British Medical Journal*, 329,7470: 852–4.

Hughes, R. 2008. 'Understanding Audit: Methods and Application', *Nursing and Residential Care*, 11,2 :88–91.

Hutchinson, A. M. and Johnston, I. 2004. 'Bridging the Divide: A Survey of Nurses' Opinions Regarding Barriers to, and Facilitators of, Research Utilization in the Practice Setting', *Journal of Clinical Nursing*, 13,3: 304–15.

Jadad, A. R. 2002. 'Evidence-Based Decision Making and Asthma in the Internet Age: The Tools of the Trade', *Allergy*, 57,74: 15–22.

Jamieson, S. 2004. 'Likert Scales, How to (Ab)Use Them', *Medical Education*, 38,12: 1217–18.

Johnson, R. B. and Onwuegbuzie, A. J. 2004. 'Mixed Methods Research: A Research Paradigm whose Time Has Come', *Educational Researcher*, 33,7: 14–26.

Jootun, D. and McGhee, G. 2009. 'Reflexivity: Promoting Rigour in Qualitative Research', *Nursing Standard*, 23,2: 42–6.

Kaplan, C. 2002. 'Children and the Law: The Place of Health Professionals', *Child and Adolescent Mental Health*, 7,4: 181–8.

Karlsson, U. and Tornquist, K. 2007. 'What Do Swedish Occupational Therapists Feel about Research? A Survey of Perceptions, Attitudes, Intentions, and Engagement', *Scandinavian Journal of Occupational Therapy*, 14,4: 221–9.

Kearney, M. H. 2005. 'Seeking the Sound Bite: Reading and Writing Clinically Useful Qualitative Research', *Journal of Obstetric, Gynecologic and Neonatal Nursing*, 34,4: 417.

Kegan, R. and Lahey, L. L. 2001. 'The Real Reason People Won't Change', *Harvard Business Review*, November: 85–92.

Kennedy, I. 2003. 'Patients are Experts in their Own Field', *British Medical Journal*, 326,7402: 1276–7.

King, G., Currie, M., Bartlett, D. J., Strachan, D., Tucker, M. A. and Willoughby, C. 2008. 'The Development of Expertise in Paediatric Rehabilitation Therapists: The Roles of Motivation, Openness to Experience, and Types of Caseload Experience', *Australian Occupational Therapy Journal*, 55,2: 108–22.

King, L. and Clark, J. M. 2002. 'Intuition and the Development of Expertise in Surgical Ward and Intensive Care Nurses', *Journal of Advanced Nursing*, 37,4: 322–9.

Koch, T. 2006. 'Establishing Rigour in Qualitative Research: The Decision Trail', *Journal of Advanced Nursing*, 53,1: 91–100.

Kuuppelomaki, M. and Tuomi, J. 2005. 'Finnish Nurses' Attitudes towards Nursing Research and Related Factors', *International Journal of Nursing Studies*, 42,2: 187–96.

Le May, 2001. *Making Use of Research*. London: Distance Learning Centre, South Bank University.

Lee, P. 2006a. 'Understanding and Critiquing Quantitative Research Papers', *Nursing Times*, 102,28:28–30.

Lee, P. 2006b. 'Understanding and Critiquing Qualitative Research Papers' *Nursing Times*, 102,29:30–2.

Lee, P. 2006c. 'Understanding the Basic Aspects of Research Papers', *Nursing Times*, 102,27: 28–30.

Lefebvre, C., Manheimer, E. and Glanville, J. 2009. 'Searching for Studies', in J. T. P. Higgins and S. Green (eds), *Cochrane Handbook for Systematic Reviews of Interventions. Version 5.0.2.* The Cochrane Collaboration. www.cochrane-handbook.org.

Lemmer, B., Steven, J. and Grellier, R. 1998. 'Decision-Making: A Study of Influences on Health Visitors', *Community Practitioner*, 71,11: 368–70.

Lewin, K. 1951. *Field Theory in Social Science Selected Theoretical Papers*. New York, Harper and Row.

Lincoln, Y. S. and Guba, E. G. 1985. *Naturalistic Inquiry*. Newbury Park, California: Sage Publications.

Liu, J., Wyatt, J. C. and Altman, D. G. 2006. 'Decision Tools in Health Care: Focus on the Problem, Not the Solution', *BMC Medical Informatics and Decision Making*, 6,4, available at http://www.biomedcentral.com/1472-6947/6/4; accessed 4 September 2010.

Lo Bindo-Wood, G. and Haber, J. 2005. *Nursing Research Methods and Critical Appraisal for Evidence Based Practice. 6th edn*. St Louis Missouri, USA: Mosby Elsevier.

Lopez, K. and Willis, D. 2004. 'Descriptive versus Interpretive Phenomenology: Their Contributions to Nursing Knowledge', *Qualitative Health Research*, 14,5: 726–35.

Lowden, J. 2002. 'Children's Rights: A Decade of Dispute', *Journal of Advanced Nursing*, 37,1: 100–7.

Ludwick, D. A. and Doucette, J. 2009. 'The Implementation of Operational Processes for the Alberta Electronic Health Record: Lessons from Electrical Medical Record Adoption in Primary Care', *Healthcare Quarterly*, 12,2: 103–7.

Lyneham, J., Parkinson, C. and Denholm, C. 2009. 'Expert Nursing Practice: A Mathematical Explanation of Benner's 5th Stage of Practice Development', *Journal of Advanced Nursing*, 65,11: 2477–84.

McAuley, C., McCurry, N., Knapp, M., Beecham, J., and Sleed, M. 2006. 'Young Families under Stress: Assessing Maternal and Child Well-Being Using a Mixed-Methods Approach', *Child and Family Social Work*, 11,1: 43–54.

McBrien, B. 2008. 'Evidence-Based Care: Enhancing the Rigour of Qualitative Study', *British Journal of Nursing*, 17,20: 1286–9.

McGrath, J. E. and Johnson, B. A. 2003. 'Methodology Makes Meaning: How Both Qualitative and Quantitative Paradigms Shape Evidence and its Interpretation', in P. M. Camic, J. E. Rhodes and L. Yardley (eds), *Qualitative Research in Psychology: Expanding Perspectives in Methodology and Design*. Washington DC: APA Books, pp. 31–8.

MacInnes, J. 2009. 'Mixed Methods Studies: A Guide to Critical Appraisal', *British Journal of Cardiac Nursing*, 4,12: 588–91.

Maltby, J., Williams, G.A., McGarry, J. and Day, L. 2010. *Research Methods for Nursing and Healthcare*. Harlow: Pearson Education.

Martin, C. 2002. 'The Theory of Critical Thinking of Nursing', *Nursing Education Perspectives*, 23,5: 243–7.

Mertens, D. M. 2005. *Research and Evaluation in Education and Psychology: Integrating Diversity with Quantitative, Qualitative and Mixed Methods*, 2nd edn. Thousand Oaks California, USA: Sage Publications.

Moran, J. W. and Brightman, B. K. 1998. 'Effective Management of Healthcare Change', *The TQM Magazine*, 10,1: 27–9.

Moreno, S. G., Sutton, A. J., Turner, E. H., Abrams, K. R., Cooper, N. J., Palmer, T. M. and Ades, A. E. 2009. 'Novel Methods to Deal with Publication Biases: Secondary Analysis of Antidepressant Trials in the FDA Trial Registry Database and Related Journal Publications', *British Medical Journal*, 339,7719: 493–8.

Morgan, D. 2007. 'Paradigms Lost and Pragmatism Regained: Methodological Implications of Combing Qualitative and Quantitative Methods', *Journal of Mixed Methods Research*, 1,1: 48–76.

Morris-Docker, S. B., Tod A. Harrison, J. H., Wolstenholme, D. and Black, R. 2004. 'Nurses' Use of the Internet in Clinical Ward Settings', *Journal of Advanced Nursing*, 48,2: 157–66.

Morse, J. M. 2003. 'Principles of Mixed Methods and Multimethod Research Design', in A. Tashakkori and C. B. Teddlie (eds), *Handbook of Mixed Methods in Social and Behavioral Research*. Thousand Oaks, California, USA: Sage Publications, pp. 189–208.

Motulsky, H. 1995. *Intuitive Biostatistics*. Oxford: Oxford University Press.

Murphy, S. L., Robinson, J. C. and Lin, S. H. 2009. 'Conducting Systematic Reviews to Inform Occupational Therapy Practice', *The American Journal of Occupational Therapy*, 68,3: 363–8.

Mylopoulos, M. and Regehr, G. 2009. 'How Student Models of Expertise and Innovation Impact the Development of Adaptive Expertise in Medicine', *Medical Education*, 43,2: 127–32.

National Institute for Health and Clinical Excellence. 2005. *Assessing Evidence and Recommendations in NICE Guidelines – Paper for SMT.* www.nice.org.uk/niceMedia/pdf/smt/?251005item3.pdf; accessed 9 September 2010.

National Patient Safety Agency and Research Ethics Service. 2008. *Defining Research. Issue 3*. London: National Patient Safety Agency.

Nelson, A. M. 2002. A Metasynthesis: Mothering Other-Than-Normal Children', *Qualitative Health Research*, 12,4: 515–30.

Nojima, Y., Tomikawa Makabe, S. and Snyder, M. 2003. 'Defining Characteristics of Expertise in Japanese Clinical Nursing Using the Delphi Technique', *Nursing and Health Sciences*, 5,1: 3–11.

Onwuegbuzie, A. J. and Johnson, R. B. 2006. 'The Validity Issue in Mixed Research', *Research in the Schools*, 13,1: 48–63.

Orfali, K. and Gordon, E. 2004. 'Autonomy Gone Awry: A Cross-Cultural Study of Parents' Experiences in Neonatal Intensive Care Units', *Theoretical Medicine and Bioethics*, 25,4: 329–65.

Oxman, A. D. and Flottorp, S. 2001. 'An Overview of Strategies to Promote Implementation of Evidence-Based Health Care', in C. Silagy and A. Haines (eds), *Evidence-Based Practice in Primary Care*. 2nd edn. London: BMJ books, pp. 101–19.

Parahoo, K. 2006. *Nursing Research: Principles, Process and Issues*. 2nd edn. Basingstoke: Palgrave Macmillan.

Paul, W. P. and Heaslip, P. 1995. 'Critical Thinking and Intuitive Nursing Practice', *Journal of Advanced Nursing*, 22,1: 40–7.

Pearcey, P. and Draper, P. 1996. 'Using the Diffusion of Innovation Model to Influence Practice: A Case Study', *Journal of Advanced Nursing*, 23,4: 714–21.

Piderit, S. K. 2000. 'Rethinking Resistance and Recognizing Ambivalence: A Multidimensional View of Attitudes Toward an Organizational Change', *Academy of Management Review*, 25, 4: 783–94.

Polit, D. F. and Beck, C. T. 2006. *Essentials of Nursing Research: Methods, Appraisal and Utilisation*. 6th edn. Philadelphia PA USA: Lippincott Williams and Wilkins.

Polkinghorne, D. E. 2005. 'Language and Meaning: Data Collection in Qualitative Research', *Journal of Counselling Psychology*, 52,2: 137–45.

Ponterotto, J. G. 2005.'Qualitative Research in Counselling Psychology: A Primer on Research Paradigms and Philosophy of Science', *Journal of Counselling Psychology*, 52,2: 126–36.

Price, B. 2008. 'Strategies to Help Nurses Cope with Change in the Healthcare Setting', *Nursing Standard*, 22,48: 50–6.

Prochaska, J. O. and DiClemente, C. C. 1992. 'Stages of Change in the Modification of Problem Behaviours', *Progress in Behaviour Modification*, 28: 183–218.

Protheroe, J. Fahey. T., Montgomery, A. A. and Peters, T. J. 2000. 'The Impact of Patients' Preferences on the Treatment of Atrial Fibrillation: Observational

Study of Patient-Based Decision Analysis', *British Medical Journal*, 320,7246: 1380–4.

Pryjmachuk, S. 1996. 'Pragmatism and Change: Some Implications for Nurses, Nurse Managers and Nursing', *Journal of Nursing Management*, 4,4: 201–5.

Rassafian, M. 2009. 'Is Length of Experience an Appropriate Criterion to Identify Level of Expertise?', *Scandinavian Journal of Occupational Therapy*, 16,4: 247–56.

Reed, J. and Turner, J. 2005. 'Appreciating Change in Cancer services – An Evaluation of Service Development Strategies', *Journal of Health Organization and Management*, 19,2: 163–76.

Reid, G., Kneafsey, R., Long, A., Hulme, C. and Wright, H. 2007. 'Change and Transformation: The Impact of an Action-Research Evaluation on the Development of a New Service', *Learning in Health and Social Care*, 6,2: 61–71.

Ren, D. 2009. 'Understanding Statistical Hypothesis Testing', *Journal of Emergency Nursing*, 35,1: 57–9.

Richens, Y., Rycroft-Malone, J. and Morrell, C. 2004. 'Getting Guidelines into Practice: A Literature Review', *Nursing Standard*, 18,50: 33–40.

Roberts, P. and Priest, H. 2006. 'Reliability and Validity in Research', *Nursing Standard*, 20,44: 41–5.

Rodgers, M., Sowden, A., Petticrew, M., Arai, L., Roberts, H., Britten, N. and Popay, J. 2009. 'Testing Methodological Guidance on the Conduct of Narrative Synthesis in Systematic Reviews', *Evaluation*, 15,1: 47–71.

Rogers, E. M. 1995. *Diffusion of Innovations*, 4th edn. New York: Free Press.

Rolfe, G., Segrott, J. and Jordan, S. 2008. 'Tensions and Contradictions in Nurses' Perspectives of Evidence-Based Practice', *Journal of Nursing Management*, 16,4: 440–51.

Russell, C. L. 2005. 'Evaluating Quantitative Research Reports', *Nephrology Nursing*, 32,1:61–4.

Russell, C. K. and Gregory, D. M. 2003. 'Evaluation of Qualitative Research Studies', *Evidence-Based Nursing*, 6,2:36–40.

Ryan, F., Coughlan, M. and Cronin, P. 2007 'Step-byStep Guide to Critiquing Research. Part 2: Qualitative Research', *British Journal of Nursing*, 16,12: 738–44.

Sackett, D. L., Rosenberg, W. M. C., Gray, J. A. M., Haynes, R. B. and Richardson, W. S. 1996. 'Evidence-Based Medicine: What it is and What it isn't', *British Medical Journal*, 312,7023:71–2.

Saba, V. K. and McCormick, K. A. 2001. *Essentials of Computers for Nurses*. 3rd edn. New York, USA: McGraw-Hill.

Sale, J. E. M., Lohnfeld, L. H. and Brazil, K. 2002. 'Revisiting the Quantitative-Qualitative Debate: Implications for Mixed Methods Research', *Quality and Quantity* 36,1: 43–5.

Sale, J. E. M. and Brazil, K. 2004. 'A Strategy to Identify Critical Appraisal Criteria for Primary Mixed-Method Studies', *Quality and Quantity*, 38,4: 351–65.

Sandelowski, M. 2004. 'Using Qualitative Research', *Qualitative Health Research*, 14,10: 1366–86.

Sandelowski, M. and Barroso, J. 2002. 'Finding the Findings in Qualitative Studies', *Journal of Nursing*, 34,3: 213–19.

Saull-McCaig, S., Pacheco, R., Kozak, P., Gauthier, S. and Hahn, R. 2006. 'Implementing MOE/MAR: Balancing Project Management with Change Management', *Healthcare Quarterly*, 10(Sp): 27–38.

Schreiber, R. Crooks, D. and Stern, P. N. 1997. 'Qualitative Meta-Analysis', in J. M. Morse (ed.), *Completing a Qualitative Project: Details and Dialogue*. Thousand Oaks, California, USA: Sage, pp. 311–26.

Scott, T., Mannion, R., Marshall, M. and Davies, H. 2003. 'Does Organizational Culture Influence Healthcare Performance? A Review of the Evidence', *Journal of Health Services Research and Policy*, 8,2: 105–17.

Scott, S., Estabrooks, C. and Allen M. Pollock, C. 2008. 'A Context of Uncertainty: How Context Shapes Nurses' Research Utilisation Behaviours', *Qualitative Health Research*, 18,3: 347–57.

Scottish Intercollegiate Guidelines Network (SIGN). 2010.*Management of Obesity: A National Clinical Guideline*. Edinburgh: SIGN.

Sitzia, J. 2002. 'Barriers to Research Utilisation: The Clinical Setting and Nurses Themselves', *Intensive and Critical Care Nursing*, 18,4: 230–43.

Skinner, D. 2004. 'Evaluation and Change Management: Rhetoric and Reality', *Human Resources Management Journal*, 14,3: 5–19.

SOA.com. 2001. *Search Engine* http://searchsoa.techtarget.com/sDefinition/ 0,,sid26_gci212955,00.html; accessed 24 September 2010.

Standing, M. 2007. 'Clinical Decision-Making Skills on the Developmental Journey from Student to Registered Nurse: A longitudinal Inquiry', *Journal of Advanced Nursing*, 60,3: 257–69.

Stanley, D. 2004. 'Clinical Leaders in Paediatric Nursing: A Pilot Study', *Paediatric Nursing*, 16,3: 39–42.

Stoller, J. K., Sasidhar, M., Wheeler, D.M., Chatburn, R. L., Bivens, R. T., Priganc, D. and Orens, D. K. 2010. 'Team-Building and Change Management in Respiratory Care: Description of a Process and Outcomes', *Respiratory Care*, 55,6:741–8.

Tarling, M. and Crofts, L. 2000. *The Essential Researcher's Handbook*. London: Balliere Tindall.

Tashakkori, A. and Creswell, J. W. 2007. 'The New Era of Mixed Methods', *Journal of Mixed Methods Research*, 1,1: 3–7.

Tashakkori, A. and Teddlie, C. 2003. *Handbook of Mixed Methods in Social and Behavioral Research*. Thousand Oaks, California, USA: Sage Publications.

Teddlie, C. and Yu, F. 2007. 'Mixed Methods Sampling: A Typology with Examples', *Journal of Mixed Methods Research*, 1,1: 77–100.

Thames Valley Literature Review Standards Group. 2006. *The Literature Searching Process: Protocol for Researchers*. London: Thames Valley Health Libraries Network.

Thomas, E. 2004. 'An Introduction to Medical Statistics for Health Care Professionals: Describing and Presenting Data', *Musculoskeletal Care*, 4,2: 218–28.

Thomas, E. 2005. 'An Introduction to Medical Statistics for Health Care Professionals: Hypothesis Tests and Estimation', *Musculoskeletal Care*, 3,2: 102–8.

Thompson, C., McCaughan, D., Cullum, N., Sheldon, T., Thompson, D. and Mulhall, A. 2001. *Nurses' Use of Research Information in Clinical Decision Making: A Descriptive and Analytical Study. Final Report. NHS R & D Programme in Evaluating Methods to Promote the Implementation of R & D.* London: Department of Health.

Thompson, D. R., Chau, J. P. C., Lopez, V. 2006. 'Barriers to, and Facilitators of, Research Utilisation: A Survey of Hong Kong Registered Nurses', *International Journal of Evidence-Based Healthcare*, 4, 2: 77–82.

Thorne, S. and Darbyshire, P. 2005. 'Land Mines in the Field: A Modest Proposal for Improving the Craft of Qualitative Health Research', *Qualitative Health Research*, 15,8: 1105–13.

Thorne, S., Paterson, B., Acorn, S., Canam, C., Joachim, G. and Jillings, C. 2002. 'Chronic Illness Experience: Insights from a Metastudy', *Qualitative Health Research*, 12,4: 437–52.

Tobin, G. A. and Begley, C. M. 2004. 'Methodological Rigour within a Qualitative Framework', *Journal of Advanced Nursing*, 48,4: 388–96.

Todres, L. 2005. 'Clarifying the Life-World: Descriptive Phenomenology', in I. Holloway (ed.), *Qualitative Research in Healthcare*. Maidenhead: Open University Press, pp. 104–24.

Van Bokhoven, M. A., Kok, G. and van der Weijden, T. 2003. 'Designing a Quality Improvement Intervention: A Systematic Approach', *Quality and Safety in Healthcare*, 12,3: 215–20.

Vevea, J. L. and Woods, C. M. 2005. 'Publication Bias in Research Synthesis: Sensitivity Analysis Using a Priori Weight Functions', *Psychological Methods*, 10,4: 428–43.

Vishnevsky, T. and Beanlands, H. 2004. 'Qualitative Research', *Nephrology Nursing Journal*, 31,2: 234–8.

Wade, D. T. 2005. 'Ethics, Audit and Research: All Shades of Grey', *British Medical Journal*, 330,7489: 468–71.

Webber, J. 2009. 'Building Professional Nursing', in W. L. Holzemer (ed.), *Improving Health through Nursing Research*. Chichester: Wiley-Blackwell, pp. 52–66.

Whiting, L.S. 2008. 'Semi-Structured Interviews: Guidance for Novice Researchers', *Nursing Standard*, 22,23: 35–40.

Willig, C. 2008. *Introducing Qualitative Research in Psychology. Adventures in Theory and Method.* 2nd edn. Maidenhead: Open University Press.

Wilmot, S. 2003. *Ethics, Power and Policy: The Future of Nursing in the NHS*. Basingstoke: Palgrave Macmillan.

Windish, D. M. and Diener-West, M. 2006. 'A Clinician-Educator's Roadmap to Choosing and Interpreting Statistical Tests', *Journal of General Internal Medicine*, 21,6: 656–60.

Wood, M. J., Ross-Kerr, J. C. and Brink, P. J. 2006. *Basic Steps in Planning Nursing Research: From Question to Proposal*, 6th edn. Sudbury: Jones and Bartlett.

Wright, S. 2010. 'Dealing with Resistance', *Nursing Standard*, 24,23: 18–20.

Zimmer, L. 2006. 'Qualitative Meta-Synthesis: A Question of Dialoguing with Texts', *Journal of Advanced Nursing*, 53,3: 311–18.

Zondervan, K. T. Cardon, L. R. and Kennedy, S. H. 2002. 'What Makes a Good Case-Control Study? Design Issues for Complex Traits Such as Endometriosis', *Human Reproduction*, 7,6: 1415–23.

訳者あとがき

本書について

　本書は、Jaqui Hewitt-Taylor（RN, Ph.D.）著 "Using Research in Practice" の翻訳である。原著者のヒューウィット＝テイラー博士は、英国ボーンマス大学保健医療社会ケア系学部において、小児看護および研究法やエビデンス評価に関わる分野で教鞭をとっている。

　本書は、原著者の専門の1つとする看護分野における研究法に関わる入門書である。英国では、2003年以降本書のような研究のための入門書の出版が相次いでいる。その背景には、看護師養成がいわゆる専門学校での専門職教育から大学課程に全面移行したことと関係していると思われる。

　看護師養成のための近代的教育は19世紀半ば英国において、ナイチンゲールによって始められた。彼女が導入した教育の基本的考え方はその後1世紀半にわたり、世界中で採用されてきた。それを主に担っていたのはいわゆる専門学校であった。それが大学課程化へと移行したということは、看護師養成教育に大きな変革があるように思われる。つまり、従来の看護師養成が「習ったことを実践する（あるいはできる）」職業人を育てることであったとすると、大学課程化は、自らの手で探し、評価し、応用し、それをさらに査定することできる人材の育成を目指すようになったといえるからである。

　それは、医療看護の臨床の現場において、患者（とその家族）に望ましい成果をあげるために、看護職者たちはエビデンスに基づく最新の手法を活用できるようになるための知識と技能の習得がより期待されるようになったということである。そして、そのためには看護師一人ひとりが看護実践に活用することができる研究方法の習得が望まれるようになっていると

訳者あとがき

考えられる。

　看護実践を深めるための研究に関わる文献は数多くある。それらの多くは、研究法を丁寧にではあるが、順番に並べる構成を呈している傾向にある。それに対して本書が特徴的なのは、看護実践の場での事例を通して資料の探し方、評価の仕方、そして応用の可能性を示していることである。本書の構成と、内容に堅苦しさが目立たないのは、原著者が臨床での教育研究を積み重ねており、読者がとりつきやすいと思われる方法を知っているからだろう。

　本書は、3部で構成されている。まず冒頭で研究方法についての基本的な考え方が提示される。その後臨床現場で出合うことがあると思われる事例を各章ごとに示しながら研究の仕方を説明している。そして第3部では、研究そのものの評価が示されている。

　日本では、英国の看護職養成教育に関わる情報は必ずしも多いとはいえない上、本書に登場する事例も日本での臨床現場のものと一致しにくいかもしれない。しかし、看護という共通の枠組みでとらえてみると、共有・共感できることがあるのは間違いないだろう。また、近年看護学部、看護大学の新設が相次ぐ日本でも、本書のような入門書は有益だと思われる。本書を通して、看護職養成教育で用いられている研究法の基本的な考え方や利用の仕方を知るだけでなく、英国での看護職養成教育の一端を感じ取ってもらうことができるとすると、訳者一同には大きな喜びとなる。

　翻訳に際して

　各章の翻訳は担当者それぞれが自分の専門にちかいと思われる章を選択し、作業を進めた。担当者の中には、必要に応じて外部の協力を得たこともある。例えば、第8章の担当者からは、同章で登場する専門用語の邦訳の確認を同僚の岡村　純教授の協力を得たことと、その労への謝意が伝えられている。

　本書全体については、徳永と鈴木が全部の原稿を通読し、表現や訳語について統一を図るようにした。しかし、原著で同じ語が登場しても、邦訳した際の文脈によっては訳語を変えた方がいいという場合もあるため、訳

語の選定は各章の担当者が最終決定している。慎重を期したつもりであるが、見落としを含め不手際があると思われる。その責は各章の担当者に帰するものである。皆さんの叱咤激励を期待している。

　本邦訳の企画は「あとがき」を書いているわたしの個人的な思いから発した。わたしの専門分野は文化人類学で、看護職者養成教育はもとより看護研究にも門外漢である。にもかかわらず、本書の翻訳に関わったのは、次のような理由からである。

　わたしが現職場で教鞭をとりはじめたのは東日本大震災が発生した2011年であった。自分の研究分野とは異なる看護学部で教え始めたとき、2つのことを企画してみようと考えた。1つは、新しく勤務することになった大学は、その名に「国際」を掲げているので、これが見える形での教育／研究の成果を職場の同僚と生み出してみようということであった。2つ目は、職場の母体である日本赤十字学園が運営する6つの看護大学を横断するような人的つながりで教育／研究活動をしてみようということであった。幸いにも、前者は職場の同僚たちと協同してK. HollandとC. Hogg両氏による著書を『多文化社会の看護と保健医療—グローバル化する看護・保健のための人材育成』（福村出版 2015）として翻訳出版することで具体化できた。そして、2つ目にあたるのが、本邦訳である。

　わたしが九州に異動してきた当初は、同じ学校法人はもちろん、小さな規模の現職場においても十分な人的つながりがあったとはいえない（のに、全国を横断する規模での教育研究成果という無謀な企画をした!?）。そんななか九州の勤務先では、今回担当した教員に翻訳の企画を説明して回り、参加してもらうことできた。

　学外からは、遠藤公久教授（東京）と新沼 剛講師（秋田）に参加をお願いした。おふたりにめぐり会えたのは、わたしの前任校（静岡大学人文学部＝現・人文社会科学部）での元同僚が紹介してくれたおかげである。遠藤教授と新沼講師は、当時面識もなかったわたしからの突然の依頼に戸惑いながらも受諾してくれた。さらに、京都第二赤十字病院で看護師として勤務する清水まきさんは、静岡大学の大学院でわたしの指導を受けたこと

訳者あとがき

から、わたしの依頼を断ることができなくて（？）今回の企画に参加してくれた。

　関わる人数が多い作業であったため、途中で他の大学や研究機関に転出した担当者もいた。そしてそれ以上に編集担当の大泉信夫氏には大いに手数（だけでなく迷惑も）をかけてしまった。気長にそして寛大に接してもらえ、訳語についてもたくさんの示唆をもらえたおかげで、あとがきを書く段階まで行き着けた。心から感謝の意を表したい。

　また、前回の翻訳出版に続き、福村出版の会長である石井昭男氏と社長の宮下基幸氏から本書の出版の機会を与えてもらえた。両氏に心から感謝する。石井会長とは30年以上も懇意にしてもらっていることを記しておきたい。

　2016年5月吉日

訳者を代表して　鈴木清史

索 引

A-Z

Achievable　191
CASP　66, 153
CINAHL　36, 47
EMBASE　36
grey literature　241
Ingenta　47
Measurable　191
Medline　36, 47
NICE　167, 170, 171
OVID　47
PICO　150, 171
PubMed　36
Relevant　191
SMART　191
Specific　191
Time-bound　191
trim and fill　158

ア行

アイデンティティ　137, 206
アセスメント（査定）　76-78, 82, 86, 95-98, 149
アテネ　36, 37, 47
アプローチ（研究法）　203
移管可能性　245
意思決定　14, 18, 112, 118, 175-187, 213, 215, 237
異種混交　159-162
一元配置分散分析　91
一般化可能性　105, 123, 125, 127
インターヴェンショングループ　79, 156
インフォームド・コンセント（事前同意）　60, 61, 68, 70, 122, 123, 146, 235, 244
ウィルコクソン　92, 104, 146, 247
英国患者安全協会　25
エビデンス（証拠）　13-15, 19, 20, 26, 29, 38, 76, 81, 83, 86, 93, 94, 97, 99, 102, 103, 107, 111, 120, 146, 148-154, 158, 159, 163-172, 175-178, 180, 181, 183-185, 187, 196, 210, 222, 226, 235, 236, 239-241, 244, 245
横断的研究（クロス・セクショナル研究）　82, 103, 155, 160

カ行

回帰分析　92, 158, 161
カイ2乗検定　91-93, 100-102, 104, 146, 247
解釈学的現象学　67, 108
解釈主義　28
外的可能性　27
外的妥当性　85, 86, 245
確率（オッズ比）　156, 157
確率標本抽出　57, 58
仮説　52, 54, 77-79, 91, 93-95, 97, 99-101, 104, 106, 130, 132, 243, 246, 247
価値論　27
過程の特性　27
カテゴリー化　234
間隔尺度　87-89
観察　226, 231
観察的研究　81

管理職　19, 49, 212, 217-219, 221, 231
キーワード　151, 171
記述的研究　81, 83
基準妥当性　86, 245
規範的・再教育アプローチ　204
帰無仮説　77-79, 93-95, 99, 100, 104
偽薬（プラセボ）　80
具体性　192
グラウンデッド・セオリー　107-109, 113, 116, 122, 123, 132
クルスカル＝ウォリス　247
経験的・合理的アプローチ　203, 214
系統無作為標本抽出　58
研究課題　53, 54, 57, 58
研究デザイン　73, 78, 83, 84, 87, 97, 98, 100, 103, 130, 132, 136, 137, 160, 161
研究の定義　21
研究倫理サービス　25
研究を裏づける価値　27
検索エンジン　171
現実の本質　27
検出力　93-95, 101, 103, 244
検証　22-26
現象学　30, 31
構成概念妥当性　86, 245
行動計画（アクションプラン）　199, 200, 204, 213, 226, 248
行動計画書　199, 200
コード　234
コード化　234
コーホート研究　83
コントロールグループ　79, 156

サ行

最頻値　93, 247
査定ツール　78-82, 86, 89, 90, 92-94, 98
参与観察　108, 111
恣意的標本抽出　59

時間拘束性　191, 192
時経的研究　82
資源　182, 194, 195, 208, 209, 217, 218, 232, 235, 240, 248
システマティックレビュー　149-151, 153, 155, 156, 164-166, 169, 170
自然主義　28
実験的研究　78-81, 100
実践　15, 18, 19, 25, 63-67, 74, 77, 96-98, 141, 148, 167, 168, 171, 172, 175-180, 183, 184, 186-190, 193-206, 208-217, 219-225, 227, 228, 231-237, 239-241
実践の変更　18, 20, 49, 188, 189, 194, 196, 206, 208, 210, 213, 214, 216, 217, 219-221
質的研究　28, 29, 31, 52-59, 63, 64, 69, 70, 84, 163, 164, 169, 172, 245
質的データ収集　109, 111
質的方法　23, 27, 29, 30
質問紙　59, 71-73, 84, 86, 110-112, 146, 226, 227
自発的標本抽出　59
集権的（強制的）アプローチ　204
集束無作為標本抽出　58
順序尺度　87-89
情報　49-56, 59, 62, 63, 66, 67, 70, 72-74
情報飽和状態　57
症例対照研究（ケース・コントロールスタディ）　81-83, 103
所属意識　206
シングル・ブラインド（単純盲検）　80
真実性　116, 245
信頼区間（Confidence Interval）　95, 96, 244
信頼性　63, 64, 84, 85, 103, 117-119, 124, 145, 157, 168, 245
推進力　204, 205, 210
推論統計　88, 244, 247
スクリーニング（審査）　77, 154

スピアマン　92
生活の質　14, 166
先行文献研究　53, 107, 132
先入観　108, 122, 231, 232
層化無作為標本抽出　58
相関分析　92
測定可能性　191
存在論　27

タ行

多職種　202, 219-221
達成可能性　191
妥当性　63, 64, 84-86, 139, 145, 149, 151, 189, 191, 197, 244
ダブル・ブラインディング（両方盲検）81
単純無作為標本抽出　58
単独　26, 131, 154
知識についての概念　27
中央値　88-90, 92, 104, 247
調査紙　131, 133, 135-139, 143-146
T検定　91-93, 247
データ収集法　84, 134, 139
データベース　35-37, 39, 40, 42-45, 47, 151, 170, 171
統計　55, 57, 63, 64, 73, 76, 78, 84, 86-90, 92-94, 96-98, 100, 101, 106, 116, 119, 126, 129, 138, 139, 144, 146, 148, 155, 156, 158, 160-162, 168, 233, 234, 244, 247
統計的検定　90, 96, 98, 138, 161, 244
統合的重み　206
トップダウン方式　213
トライアンギュレーション　112, 117, 135, 165

ナ行

内的妥当性　85, 245
内容妥当性　86, 245

ナラティブ　107, 109, 114, 155, 162, 166, 172
任意文字　44
認識論　27
ノンパラメータ　87, 88, 90-92, 101, 104, 146, 244, 247

ハ行

パーセンテージ値　89, 90, 100, 101, 247
バイアス（偏向）　73, 80, 145, 157-159, 172, 231, 243
パラダイム　26-31, 53, 54, 57, 58, 65, 66, 72, 73, 123, 130, 131, 139, 140, 142, 153, 162, 212, 214, 243
パラメータ（母数）　87-92, 244, 247
範疇　63, 114, 115, 120, 125, 127, 161, 245
ピアソン　92
p値　93-97, 120, 244
非確率標本抽出　58
秘匿性　235, 244
批判的内省　179
評価機会　229
評価戦略　197, 228, 229, 234
描写的現象学　108, 112
標準偏差　90, 247
標本抽出（サンプリング）　56, 58, 73, 83, 84, 89, 112, 113, 126, 130, 136, 139, 140, 144, 145, 246
広がり（拡散）　90
ブーリアン型　41-44, 47, 48
フォースフィールド分析　204
フォレストプロット　157, 160
プラグマティズム　130
フリードマン　247
分散分析（ANOVA）　91, 92, 247
文書分析　108, 110-112
分析　21, 22, 25, 26, 31, 51, 54-56, 62, 63, 67, 68, 70, 72, 73, 85, 86, 88, 89, 93, 94, 98, 100-102, 104, 109, 111, 112,

　　　　　114-117, 121, 122, 124, 125, 127,
　　　　　129, 134, 136-140, 143-147, 156,
　　　　　157, 161-167, 178, 179, 186, 204,
　　　　　211, 225-227, 233, 234, 237, 244,
　　　　　245, 247
文脈　14, 18, 27, 28, 54, 74, 85, 109, 112,
　　　　114, 115, 117, 119, 123, 129, 144,
　　　　165, 182, 183, 220, 236, 245
平均（値）　74, 88-92, 95, 247
変数　56, 77, 78, 91, 92, 97, 100, 101, 129,
　　　171, 225, 247
方法論　27, 29-31, 53-55, 58, 65, 67, 69, 71,
　　　　72, 78, 107, 109, 114, 122-124, 126,
　　　　128-133, 135, 139-143, 145, 166,
　　　　243, 246
ボトムアップ方式　212, 213

マ行

マン＝ホイットニー　92, 104, 247
ミックスト・メソッド　23, 29, 52, 67, 128-
　　　　137, 139-143, 145, 146, 165-167,
　　　　245, 246
ミックスト・メソドロジー　29, 128
民族誌（エスノグラフィ）　30, 107, 108,
　　　　111, 133
無作為化比較試験（無作為コントロール試
　　　　験）　23, 99, 100, 150, 151, 154-156,
　　　　169

無作為抽出　81, 83
名義尺度　87-89
メタ統合　154, 155, 162-167, 170, 172
メタ分析　154-162, 164-167, 169, 170,
　　　　172
モード　88, 90
目標設定　202, 217
モチベーション　194-196
問題提示　246

ヤ行

U検定　92, 104, 247
雪だるま式標本抽出　58
抑止力　204, 205, 210

ラ行

ランダム化比較試験　23
量的研究　27, 29, 52, 54, 55, 57-59, 64,
　　　　76-78, 81, 83, 84, 87, 96-98, 100,
　　　　103, 105, 117, 119, 120, 130, 141,
　　　　157, 162, 163, 169, 172, 244, 245
量的方法　23, 27, 29, 31, 52, 54, 67, 81,
　　　　128-130, 133, 142
臨床での評価　24, 25
倫理原則　182
倫理的考慮　60
連携　99-101, 103, 104
漏斗プロット　158

著者について

ジャキィ・ヒューウィット=テイラー（Jaqui Hewitt-Taylor, Ph.D.）
ボーンマス大学保健医療社会ケア系学部上級専任講師（Senior Lecturer, Health and Social Care, Bournemouth University）。生育領域に加えて、大学院ではエビデンス評価、研究法なども担当している。ボーンマス大学ホームページに掲載されている情報では、本書原著に加えて、多くの研究出版がある（以下は抜粋）。

Using Research in Practice: it sounds good, but will it work?, Basingstoke: Palgrave Macmillan (2011)（本書）
Working with Children Who Need Long-term Respiratory Support, Keswick: M&K (2011)
Providing Support at Home for Children and Young People Who Have Complex Health Needs, Oxford: Wiley-Blackwell (2008)
Children with Complex and Continuing Health Needs, Jessica Kingsley (2005)

訳者一覧（50音順）

遠藤公久（えんどう・きみひさ）［第7章］
日本赤十字看護大学教授、博士（心理学）、心理学専攻
［近著・訳書］
・「東日本大震災におけるこころのケア活動の評価—学会発表データからみた日本赤十字社のこころのケア活動の分析」（共著）『ヒューマン・ケア研究』14(1): 31-56（2013）
・「赤十字と心理社会的支援活動」（共著）『日本赤十字看護学会誌』14(1): 1-10（2014）
・「支持的・感情表出的グループ療法」『がん患者心理療法ハンドブック』医学書院（2013）
・「がん患者へのヒューマンケア—サポート・グループにおける〈癒し-癒される〉関係性と病の意味」『ヒューマンケアと看護学』ナカニシヤ出版（2013）
・「がんとグループカウンセリング」『がん患者のこころに寄り添うために（サイコロジスト編）—サイコオンコロジーの基礎と実践』真興交易（株）医書出版部（2014）

小川里美（おがわ・さとみ）［第8章］
日本赤十字九州国際看護大学准教授、博士（健康科学）、看護分野専攻
［近著・訳書］
・「紛争に対する国際救援における看護の展開」『災害看護学・国際看護学』医学書院（2015）
・「避難民保健」（共著）『国際保健医療学』杏林書院（2013）
・「南部スーダンの医療施設で働く看護師が捉える「看護・看護師」とは」『日本赤十字看護学会誌』12(1): 1-8（2012）

佐藤珠美（さとう・たまみ）［第 11 章（共訳）］
佐賀大学医学部看護学科生涯発達看護学講座教授、博士（保健学）、母性看護学・産学専攻
［近著・訳書］
- 「多文化社会における女性と保健医療」（共訳）『多文化社会の看護と保健医療—グローバル化する看護・保健のための人材育成』福村出版（2015）
- 「妊娠中期と産後の残尿と下部尿路症状の実態および関連因子の前方視的研究」『日本助産学会誌』30(1)（2016）
- 「看護基礎教育における分娩期の排尿ケアに関する文献検討—母性看護学と助産学の教科書の内容分析」（共著）『母性衛生』53(2)：389-397（2012）

清水まき（しみず・まき）［第 3 章（共訳）、付録、索引］
京都第二赤十字病院勤務、修士（文化人類学）、大阪大学人間科学研究科後期博士課程在籍
［近著・訳書］
- 「看護師像の相剋」静岡大学大学院人文社会科学研究科提出学位請求論文（2010）

鈴木清史（すずき・せいじ）［第 1 章、第 2 章、第 3 章（共訳）、第 6 章］
日本赤十字九州国際看護大学教授、博士（文学）、文化人類学専攻
［近著・訳書］
- 「aborigine から Aborigine へ—官製雑誌 Dawn から見えてくること」『アジア研究』11：59-68（2016）
- Nursing Education in Japan: its characteristics and current Issues, Research and Training of Nursing, Nam Dinh University of Nursing, Nam Dinh, Viet Nam 7-14（2015）
- 「オーストラリアの看護師養成教育—大学課程化と登録制度の特徴」『アジア研究』10：57-66（2015）
- 「文化、人種そして民族性— 概念整理」（共訳）『多文化社会の看護と保健医療—グローバル化する看護・保健のための人材育成』福村出版（2015）
- 「日本の看護職養成課程における文化ケア教育に関する研究—豪州・英国・米国のカリキュラムと教育現場の比較を通して」（共著）『英国・アメリカ合衆国・オーストラリアの看護師養成教育における文化ケアプログラム』平成 26 年度学校法人日本赤十字学園 赤十字と看護・介護に関する助成研究報告書（2015）（日本赤十字九州国際看護大学リポジトリ Permalink：http://doi.org/10.15019/00000388）

徳永　哲（とくなが・さとし）［第 4 章］
純真学園大学非常勤講師、修士（文学）、比較文学専攻
［近著・訳書］
- 「宗教と文化的配慮」（共訳）『多文化社会の看護と保健医療—グローバル化する看護・保健のための人材育成』福村出版（2015）
- 「日本の看護職養成課程における文化ケア教育に関する研究—豪州・英国・米国のカリキュラムと教育現場の比較を通して」（共著）『英国・アメリカ合衆国・オーストラリアの看護師養成教育における文化ケアプログラム』平成 26 年度学校法人日本赤十字学園 赤十字と看護・介護に関する助成研究報告書（2015）（日本赤十字九州国際看護大学リポジトリ Permalink：http://doi.org/10.15019/00000388）
- 「グラスゴー王立病院看護教育刷新の今日的意義と問題点—看護師認定登録をめぐるナイチン

- ゲールの反論から」『日本赤十字九州国際看護大学紀要』13：21-32（2014）
- 「F・ナイチンゲールの近代看護の確立―科学とキリスト教信仰という内在的矛盾を抱えて」『日本赤十字九州国際看護大学紀要』12：13-31（2013）
- 「ケルティック・アイルランドの歴史と文化」『二つのケルト―その個別性と普遍性』世界思想社（2011）

新沼　剛（にいぬま・たけし）　［第10章］
日本赤十字秋田看護大学講師、修士（平和学）、国際関係論専攻
［近著・訳書］
- 「国連統合アプローチにおける人道活動の課題」『日本赤十字秋田看護大学・日本赤十字秋田短期大学紀要』20：35-40（2015）
- 「東日本大震災後の岩手県A市における介護家族の健康セルフケアマネジメント支援」（共著）『日本赤十字広島看護大学紀要』14：95-102（2014）

橋本真貴子（はしもと・まきこ）　［第11章（共訳）］
日本赤十字九州国際看護大学助手、学士（文学）および（看護学）
［近著・訳書］
- 「多文化社会における女性と保健医療」（共訳）『多文化社会の看護と保健医療―グローバル化する看護・保健のための人材育成』福村出版（2015）

堀井聡子（ほりい・さとこ）　［第12章］
国立保健医療科学院生涯健康研究部主任研究官、博士（看護学）、国際看護学専攻
［近著・訳書］
- Subjective Health of Women and Related Factors in Rural Burkina Faso: Community-Based Participatory Research Utilizing Photo Voice. 143rd APHA Annual Meeting and Exposition, Chicago, USA, Oct.（2015）（共著）
- Association between Maternal and Child Health and Mutual Support through Accumulating Saving and Credit Associations (ASCA) in Rural Burkina Faso, MMIRA Asia Regional Conference Proceedings, Osaka, Japan, Sep. 87（2015）（共著）
- 「ソンガイ・ザルマの女性にとって産むということ―ニジェールの一農村におけるエスノグラフィー」『身体と生存の文化生態』（ネイチャー・アンド・ソサエティ研究第3巻）　海青社（2014）

本田多美枝（ほんだ・たみえ）　［第9章］
日本赤十字九州国際看護大学教授、博士（看護学）、看護教育学・基礎看護学専攻
［近著・訳書］
- 「文化の多様性と専門的実践」（共訳）『多文化社会の看護と保健医療―グローバル化する看護・保健のための人材育成』福村出版（2015）
- 「看護における反省的実践―実践から学び成長するプロフェッショナル」『日本糖尿病教育・看護学会誌』14(1)：79-82（2010）
- 「看護基礎教育における模擬患者参加型教育方法の実態に関する文献的考察―教育の特徴および効果、課題に着目して」（共著）『日本赤十字九州国際看護大学IRR』7：67-77（2009）
- 「Schon理論に依拠した『反省的看護実践』の基礎的理論に関する研究―第一部　理論展開」『日

本看護学教育学会誌』13(2):1-15(2003)

増田公香（ますだ・きみか）　[第5章]
山口県立大学教授、博士（社会福祉学）、社会福祉専攻
[近著・訳書]
・「文化ケア—看護実践のための知識と技術」（共訳）『多文化社会の看護と保健医療—グローバル化する看護・保健のための人材育成』福村出版（2015）
・『当事者と家族からみた障害者虐待の実態—数量的調査が明かす課題と方策』明石書店（2014）
・『CIQ 日本語版ガイドブック』（共著）KM 研究所（2006）
・「障害者の社会参加に関する評価」『リハビリテーション医学』50(1):16-20（2013）

入門 臨床事例で学ぶ看護の研究
──目的・方法・応用から評価まで

2016年9月15日　初版第1刷発行

著　者　　ジャキィ・ヒューウィット＝テイラー
訳　者　　遠藤公久　小川里美　佐藤珠美　清水まき
　　　　　鈴木清史　徳永　哲　新沼　剛　橋本真貴子
　　　　　堀井聡子　本田多美枝　増田公香
発行者　　石井昭男
発行所　　福村出版 株式会社
　　　　　〒113-0034　東京都文京区湯島 2-14-11
　　　　　電話　03-5812-9702　FAX 03-5812-9705
　　　　　http://www.fukumura.co.jp

編集協力　リトル・ドッグ・プレス
印　　刷　株式会社 文化カラー印刷
製　　本　協栄製本 株式会社

Ⓒ Kimihisa Endo, Satomi Ogawa, Tamami Satoh, Maki Shimizu, Seiji Suzuki,
　Satoshi Tokunaga, Takeshi Niinuma, Makiko Hashimoto, Satoko Horii,
　Tamie Honda, Kimika Masuda　2016
Printed in Japan
ISBN978-4-571-50012-1　C3047
乱丁本・落丁本はお取替え致します。
◎定価はカバーに表示してあります。
※本書の無断複写・転載・引用等を禁じます。

福村出版◆好評図書

K.ホランド・C.ホグ 著／日本赤十字九州国際看護大学 国際看護研究会 監訳
多文化社会の看護と保健医療
●グローバル化する看護・保健のための人材育成

◎3,200円　ISBN978-4-571-50011-4　C3047

看護・医療は多文化状況にいかに対応すべきか。英国で現場の視点から作られた文化ケアのための包括的教材。

藤田主一・山﨑晴美 編著
新 医療と看護のための心理学

◎2,600円　ISBN978-4-571-20074-8　C3011

医療や看護を学ぶ学生，医療現場に携わっている人々のための，医療実践に役立つ心理学基本テキスト改訂版。

日本発達障害学会 監修
キーワードで読む 発達障害研究と実践のための
医学診断／福祉サービス／特別支援教育／就労支援
●福祉・労働制度・脳科学的アプローチ

◎2,800円　ISBN978-4-571-42058-0　C3036

発達障害の概念を包括的に捉え，医学・福祉・教育・労働における最新のトピックと取り組み，課題を解説。

野村俊明・青木紀久代・堀越 勝 監修／野村俊明・青木紀久代 編
これからの対人援助を考える くらしの中の心理臨床
① う　　つ

◎2,000円　ISBN978-4-571-24551-0　C3311

さまざまな「うつ」への対処を21の事例で紹介。クライエントの「生活」を援助する鍵を多様な視点で考察。

野村俊明・青木紀久代・堀越 勝 監修／林 直樹・松本俊彦・野村俊明 編
これからの対人援助を考える くらしの中の心理臨床
② パーソナリティ障害

◎2,000円　ISBN978-4-571-24552-7　C3311

様々な問題行動として現れるパーソナリティ障害への対処を22の事例で紹介し，多職種協働の可能性を示す。

野村俊明・青木紀久代・堀越 勝 監修／藤森和美・青木紀久代 編
これからの対人援助を考える くらしの中の心理臨床
③ ト　ラ　ウ　マ

◎2,000円　ISBN978-4-571-24553-4　C3311

「トラウマ」の事例23を紹介し，複数の立場・職種から検討。クライエントへの援助について具体的な指針を与える。

R.ウィタカー 著／小野善郎 監訳／門脇陽子・森田由美 訳
心の病の「流行」と
精神科治療薬の真実

◎3,800円　ISBN978-4-571-50009-1　C3047

「既成事実」となっている薬物療法と，その根拠となっている「仮説」の意義と限界を様々な事例を使って提示。

◎価格は本体価格です。